뱃살이
쏙 빠지는
식사법

18년간 비만, 대사증후군,
당뇨병을 치료한 의사의 당질제한식

뱃살이
쏙 빠지는
식사법

에베 코지 지음 • **김은혜** 옮김

THE NAN
더 난 콘 텐 츠

비만, 당뇨병, 지방간, 고지혈증 등 만성질환의 식사 교육에서 가장 중요한 점은 실천가능한 방법을 알려줘야 하는 것이다. 소식이나 저열량 식사법은 지속적으로 실천하기 어렵고, 규칙적으로 운동을 하라는 교육 역시 바쁜 현대인들에게 쉽지 않은 경우가 많다.

이 책에서 설명하는 대로 당질 섭취는 줄이고 단백질과 건강한 지방 섭취를 늘리면, 공복감 없이 건강한 체중 조절이 가능하다. 운동에 충분히 시간을 내기 어렵더라도 설탕을 비롯한 당류 섭취를 제한하고 곡류 과식을 피하는 '당질제한' 식사를 하면 체중 감량에 성공할 수 있다.

건강을 위해 체중 조절이 꼭 필요하지만 반복해서 요요현상을 겪어온 분들에게 이 책을 적극 추천한다.

_강재헌, 성균관의대 강북삼성병원 교수, EBS <명의>

과거에 100kg에 육박했던 나도 살을 빼기 위해서 여러 가지 방법들을 시도했었다. 그때 경험적으로 얻은 결론은 운동만으로 살을 빼기는 힘들고, 반드시 적절한 식이요법이 필요하다는 사실이다. 그중에서도 '당질제한'이 가장 중요한 식이요법이라는 것을 뼈저리게 느껴서 알고 있다.

그렇기 때문의 의사 에베 코지가 제안하는 식사법에 크게 공감하고 그의 경험에 강한 동질감을 느낀다. 당질제한식을 통해 70세의 나이에도 20대의 체형과 건강을 유지하고 있다니 의사인 나로서도 존경과 감탄이 생긴다.

우리나라 성인 3명 중 1명이 복부비만을 가지고 있다. 이른바 뱃살 좀 나온 사람들이 그만큼 많다는 말이다. 그리고 그 숫자는 점차 증가하고 있고, 대사증후군 역시 증가하고 있다. 이러한 상황에서 나오는 이 책은 나를 포함한 많은 사람들에게 앞으로 '건강한 나이듦'과 멋진 몸매를 유지하는 데 정말 큰 도움이 될 것이다.

특히 책 속에 당질제한을 위한 구체적인 메뉴를 잘 설명하고 있어서 식단 고민을 덜어준다. 또한 저자가 제시하는 식사법들은 많은 당뇨병 환자들에게도 큰 도움이 될 것으로 기대한다.

늘 가까이 두고 자주 보고 싶은 책이다.

_이동환, 의사이자 유튜버, 베스트셀러 《이기는 몸》 저자

나는 33년 동안 '몸 만들기'를 해왔고, 3,000명이 넘는 사람들의 건강한 '몸 만들기'를 도왔다. 돌이켜 보면 나 역시 에베 코지 의사가 권하는 방식의 식단을 추구하고 있었다는 것을 깨닫게 되었다.

건강전도사로서 트레이너로서 다양한 식이요법을 직접 몸으로 경험해보고, 수많은 사람들에게도 적용시켜 보았다. 결론적으로, 건강을 잃지 않고 다이어트에 성공할 수 있는 최고의 방법은 이 책에서 제안하는 '당질제한식'이었다. 내 몸이 바로 증거다.

만약 이 책을 읽지 않는다면 건강하게 다이어트하는 진짜 방법을 놓치게 될 것이다.

_아놀드 홍,《간헐적 단식? 내가 한 번 해보지!》저자

복부 주변이 신경 쓰입니까?

우리 몸에 쌓여 있는 체지방은 크게 '피하지방'과 '내장지방'으로 나뉜다. 쉽게 설명하면 다음과 같다.

- 잡히는 지방 : 피하지방
- 잡히지 않는 지방 : 내장지방

두 지방 중 복부를 날씬하게 만들기 위한 포인트는 복부 안쪽에서 튀어나와 있는 내장지방에 달려있다. 적금에 비유하면 다음과 같다.

- 피하지방은 쉽게 뺄 수 없는 '정기적금'
- 내장지방은 바로 뺄 수 있는 '돼지저금통'

바로 뺄 수 있는 내장지방이 복부 주변을 날씬하게 만드는 열쇠다.

"운동 따위 딱 질색이야!"

그래도 상관없다. 게다가 배고픔에 시달리는 칼로리제한도 필요 없다. 배가 부를 때까지 실컷 먹어도 된다. 근육 트레이닝이나 조깅을 하지 않아도 된다.

당질제한과 1일 2식의 '반나절 단식' 조합으로 1주 차에 체중이 무려 2~3kg 빠지고, 정상 체중으로 돌아오면서 그대로 체중을 유지하게 된다. 불룩 튀어나왔던 뱃살은 자신도 모르는 사이에 쏙 빠진다. 그리고 다시는 살이 찌지 않는다. 70세에 20대 시절의 체중과 몸매를 유지하고 있는 내가 바로 산증인이다.

몸도 마음도 만족할 수 있고, 꾸준히 계속할 수 있는 '식사 트레이닝'으로 지긋지긋한 뱃살과 이별해보자!

에베 코지

| 차 례 |

추천의 글 _004
시작하며 복부 주변이 신경 쓰입니까? _007

서장

식사법만 바꿔도 건강하게 뺄 수 있다
20대부터 변함없는 체형 _017
대사증후군, 고혈압, 당뇨병에서 탈출 _019
날씬한 체형과 건강을 유지하는 유일한 방법 _022
운동하지 않아도 건강하게 뺄 수 있다 _024
뱃살 클리닉 진짜로 무서운 '식후 고혈당' _027

제1장

뱃살을 빼고 싶다면 당질제한 1일 2식
1일 2식으로 체지방을 태워라 _031
1일 2식 일주일 식단 _033
고기는 마음껏, 술은 즐겁게 _041
할 수 있다면 1일 1식도 추천 _044
식사만 거른다고 효과를 볼 수는 없다 _047
아이들에게도 좋은 당질제한 _051
당질제한으로 성적이 상승하는 아이 _054
1일 3식이 잘못됐다 _057
1일 3식의 역사는 짧다 _059
뱃살 클리닉 진짜로 무서운 '혈당치의 급격한 변화' ① _061

제2장 **내장지방을 줄이는 식사의 비밀**

당질을 줄이면 끝 _065

먹지 말아야 할 것들 _069

칼로리제한 없이 배불리 먹어도 OK _072

우리 몸에 필요한 칼로리 섭취량 _076

건강하게 단백질 섭취 늘리기 _079

건강하게 지방 섭취 늘리기 _083

닥터 에베의 당질제한 코스 _087

다카오병원의 당질제한 코스 _090

과자나 디저트가 먹고 싶다면 _092

'무심코 먹기'에 주의하자 _094

과일·채소 100% 주스는 위험 _097

뱃살 걱정 없이 마시는 술 _099

식사 트레이닝의 10가지 수칙 _101

뱃살 클리닉 진짜로 무서운 '혈당치의 급격한 변화' ② _103

제3장 **뱃살 다이어트를 위한 외식 생활 가이드**

일본식 식당에서 메뉴 고르기 _107

양식 가게에서 메뉴 고르기 _109

패스트푸드점도 괜찮다 _111

덮밥 전문점 이용 방법 _113

뷔페 식당은 당질을 제한하기 쉽다 _115

패밀리 레스토랑도 실천하기 쉽다 _117

편의점 도시락도 이렇게 먹으면 된다 _119

치킨샐러드와 어묵은 편의점 추천 메뉴 _121

한식과 중식 추천 메뉴 _123

술집에서 안주를 고를 때 _126

집밥 메뉴로는 전골을 추천 _128

뱃살 클리닉 진짜로 무서운 '고인슐린혈증' _131

제4장 지방은 먹어도 살찌지 않는다

체지방의 원인은 당질 _135

지방을 먹어도 체지방이 되지 않는다 _138

하체비만과 복부비만 _140

내장지방이 나쁜 호르몬을 증가시킨다 _142

중년이 되면 내장지방이 늘어나기 쉽다 _145

사과형 비만이 더 위험하다 _148

오랫동안 믿어왔던 비만의 원인 _151

뱃살 클리닉 당질이 진짜로 무서운 '과학적 근거' ① _154

제5장 **살이 되는 음식 먹어도 되는 음식**

포도당은 체내에서 만들어진다 _159

내장지방을 잘 태우는 몸, 케토시스 _162

'케톤체는 위험하다'라는 거짓말 _165

고기는 마음껏 먹어도 된다 _168

달걀도 마음껏 먹어도 된다 _171

과일의 과당이 위험하다 _173

과일은 살이 잘 찐다 _175

우리 몸에 독이 되는 청량음료 _178

소량이라면 인공감미료도 OK _180

'감기에 걸렸을 때는 죽'이라는 잘못된 정보 _183

역류성식도염도 호전시키는 당질제한 _186

운동선수에게도 당질제한은 효과적 _188

더울 땐 스포츠음료 말고 물을 마셔라 _192

음료수가 일으키는 '페트병 증후군' _194

적당한 염분 섭취량 _197

당질 과다섭취는 혈압을 높인다 _200

뱃살 클리닉 당질이 진짜로 무서운 '과학적 근거' ② _203

제6장 당뇨병을 극복하는 식사 트레이닝

질병을 예방하는 최강의 식사법 _207

당질병을 일으키는 당화 _210

산화 스트레스도 당질병의 원인 _214

체내의 항산화효소를 늘려라 _217

생활습관병형 암도 당질병 _223

'이누이트족의 비극'이 알려준 교훈 _227

세 가지 무서운 당뇨병합병증 _230

충치와 치주질환도 당질병 _233

농경사회가 되면서 충치가 증가 _236

골다공증도 당질병 _238

심장병도 뇌졸중도 당질병 _242

치매도 당질병 _245

백내장도 당질병 _248

뱃살 클리닉 당질제한이 좋은 '과학적 근거' ① _250

뱃살 클리닉 당질제한이 좋은 '과학적 근거' ② _251

마치며 칼로리 말고 당질제한 _252

주의
아래에 해당하는 사람은 이 책에서 말하는 '식사 트레이닝'을 실시하면 안 된다.

- 현재 당뇨병 치료를 받고 있으며 약을 복용하거나 인슐린 주사를 맞고 있을 경우, 저혈당에 빠질 우려가 있다. 당질제한식은 주치의와 충분한 상담 후 실시하길 바란다.

- 간경화 진행 중, 췌장염 진단, 긴사슬지방산대사이상증, 요소회로이상증의 질환을 앓고 있는 경우에도 실시하면 안 된다.

　-간경화가 진행되면 간 기능이 저하돼 간에서 당질을 생성하는 글루코스 신생합성이 원활하지 못해 혈당치를 유지하기 어렵다.
　-당질제한식은 지방과 단백질 섭취량이 늘기 때문에 저지방식단을 권장하는 췌장염 환자에게는 적합하지 않다.
　-긴사슬지방산대사이상증은 고기나 어패류의 긴사슬지방산을 원활하게 분해하지 못하기 때문에 실시하지 않는다.
　-요소회로이상증은 단백질을 처리하지 못하므로 실시하지 않는다.
　-이 외에 질병을 앓고 있는 고령자는 주치의와 충분한 상담 후 실시한다.

＊ 본문의 식품과 음식은 일본 기준이므로 한국의 상황과 다소 차이가 발생할 수 있습니다.

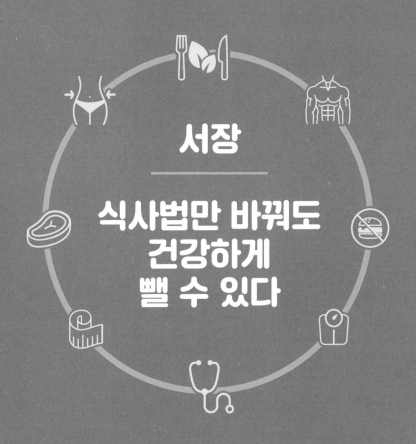

서장

식사법만 바꿔도
건강하게
뺄 수 있다

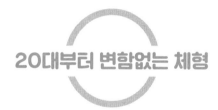

20대부터 변함없는 체형

나는 의사 에베 코지다. 교토에 있는 다카오병원의 이사장으로 있다. 1950년생으로 올해 나이 70세, 신장 167㎝, 체중 57㎏으로 20대 체형을 유지하고 있다.

나이가 들었어도 키는 줄어들지 않았다. 치아도 건강하게 전부 남아 있고, 충치와 치주질환도 없다. 시력도 좋아 국어사전의 작은 글씨도 안경 없이 읽는다. 청력도 정상이다.

매일 7시간 정도의 수면을 취하고, 한밤중에 화장실 때문에 깨는 일도 없다. 복용 중인 약은 물론이고 따로 챙겨 먹는 영양제도 없다. 콜레스테롤 수치와 중성지방 수치도 표준이다. 지금도 아침발기(야간음경발기)를 한다.

단어 때문에 품위가 떨어져 보일 수 있지만 아침발기는 동맥경화, 내장질환, 우울증 등의 바로미터이기 때문에 가볍게 생각해서는 안 된다.

모교인 교토대학 의학부 동창회에 참석해보면 동창생 대다수는 지병을 앓고 있으며, 정기적으로 약과 영양제를 복용하고 있다. 당뇨병, 고혈압, 치주질환, 백내장이 있거나 골다공증으로 키가 줄어드는 등 질병과 노화로 고생하는 친구들이 많다.

그런데 친구들은 "왜 너만 그렇게 건강한 거야?"라며 놀란다. 건강의 비밀은 이 책에서 소개하는 당질제한과 1일 2식으로 하루에 절반을 단식하는 '식사 트레이닝'에 있다.

내가 하는 운동이라곤 1~2주에 한 번 정도 취미로 즐기는 테니스뿐이다. 거기에 평소에 자주 걸으려고 노력하는 정도다. 70대에도 건강을 유지할 수 있는 비결은 18년 전인 52세부터 실천하고 있는 식사 트레이닝 덕분이다.

대사증후군, 고혈압, 당뇨병에서 탈출

시작부터 자랑하듯 건강에 자신이 있다고 말했지만, 식사 트레이닝을 시작하기 18년 전인 52세 때는 지금처럼 건강하지 않았다.

체중은 지금보다 $10kg$ 많은 $67kg$으로 복부 주변에는 내장지방이 가득한 대사증후군(Metabolic syndrome)을 앓고 있었다. 이완기혈압은 $95mmHg$ 전후, 수축기혈압은 $150mmHg$ 정도였다. 스트레스가 많은 외래진료 후에는 이완기혈압이 $100mmHg$, 수축기혈압이 $180mmHg$ 넘는 일도 잦았다. 고혈압 환자였다.

당뇨병 진단 기준인 당화혈색소(헤모글로빈A1c, HbA1c) 수치는 6.7%였다. 6.5% 이상이면 당뇨병 판정을 받는데 실제 검사에서 당뇨병 진단을 받았다.

아버지는 당뇨병합병증으로 77세에 다리를 절단했으며, 80세에 심근경색으로 돌아가셨다. 아버지와 같은 길을 걷지 않기 위해 무엇이든 해야만 한다고 생각했다. 이런 생각이 당질제한식과 식사 트레이닝을 시작한 계기가 됐다.

비만에 대사증후군, 고혈압에 당뇨병, 마치 '걸어 다니는 종합병원' 같아 보이지만, 당시에도 건강에 매우 신경을 쓰는 편이었다. 직업이 의사이다 보니 건강관리만큼은 철저하게 했다.

식단은 기본적으로 건강해 보이는 '현미, 생선, 채소' 위주의 식사를 했다. 현미와 정어리, 고등어 등의 어패류와 채소를 충분히 섭취하는 반면 고기나 기름진 음식을 멀리하는 식사법이다.

지금이야 당질제한식의 선구적인 역할을 하는 다카오병원이지만 예전에는 당질이 다량으로 함유된 현미, 생선, 채소 위주의 식사를 당뇨병 환자들에게 추천했다(현재는 반성하고 있다). 이런 식단의 식사를 제공하기 시작한 것은 1984년으로, 일본에서 최초로 시도됐다. 철저한 '현미채식'을 실시했으며, 부족할 수 있는 단백질과 비타민을 보충하기 위해 어패류와 닭고기를 추가했다.

환자에게 제공하는 음식이라면 나도 먹어야 한다고 생각해서 자연스럽게 현미, 생선, 채소 위주의 식사를 시작했다. 그때부터 좋아하던 라면과 우동을 끊고, 즐겨 먹던 초콜릿까지 끊었다. 건강에 신경을 썼기 때문이다. 1년에 한 번은 단식도 했다. 단식은 예전부터 건강 증진 효과를 인정받아왔다. 1주일에 두 번은 취미인 테니스로 땀을 뺐고, 1주일에 한 번은 헬스장에 가는 등 여러모로 신경을 썼다.

이렇게 꾸준히 운동도 했지만 체중은 계속해서 늘어났다. 내장지방이 쌓이면서 혈압과 혈당치는 해마다 악화됐다.

건강관리에 힘썼는데 왜 건강이 나빠졌을까?

악화의 원인은 '당질을 자주 과도하게 섭취'하는 데 있었다.

날씬한 체형과 건강을 유지하는 유일한 방법

다카오병원은 1999년 당시 병원장이었던 나의 친형 에베 요이치로가 일본에서 최초로 '당질제한식'을 당뇨병 치료법으로 도입했다. 당시 2년 정도는 '형이 또 이상한 일을 벌이고 있다'라며 나를 포함한 3명의 영양사는 보고도 모른 척했었다.

그런데 약을 복용하지 않았는데도 당뇨병 환자의 혈당치가 순식간에 개선됐다. 내장지방까지 쑥쑥 빠졌고, 비만이 해결되는 모습을 직접 목격하면서 형을 다시 보게 됐다.

52세에 대사증후군과 당뇨병이 생긴 나는 직접 당질제한식을 실천하기로 했다. 그 결과 놀라운 성과를 보게 되었다.

67kg이었던 체중은 6개월 만에 10kg 감소한 57kg으로 줄었

다. 혈압 수치도 표준으로 돌아왔다. 복부의 내장지방이 줄면서 대사증후군이 해결됐다. 이후 체중은 지금까지 18년간 변함이 없다.

컴퓨터단층촬영(CT)에서 126㎠였던 내장지방의 단면적은 71㎠로 크게 감소했다. 추가 CT촬영은 2년 후에 했지만, 6개월 만에 체중이 줄면서 모든 수치가 정상화됐을 때 이미 내장지방 단면층도 줄었을 것이라고 생각한다.

당화혈색소 수치는 3주 후에 6.7%에서 6.0%로 떨어졌고, 당뇨병 진단 기준을 밑도는 수치로 개선됐다. 이후 당화혈색소 수치는 5.6~5.9% 사이의 안정권을 유지하고 있으며 아버지처럼 당뇨병합병증으로 다리를 절단하거나 심근경색이 일어날 위험요소가 모두 사라졌다.

서두에서 말한 것처럼, 나는 아직도 식사 트레이닝만으로 건강한 몸을 유지하고 있다.

운동하지 않아도 건강하게 뺄 수 있다

이 책은 내가 직접 실천하면서 내장지방을 빼고, 대사증후군과 당뇨병을 극복하는 데 큰 도움이 되었던 식사 트레이닝의 이론과 실천법을 소개한다.

밥, 빵, 면류 등의 당질을 먹지 말라고 하면 다소 편식하는 식사법으로 오해할지도 모른다. 뒤에 자세히 설명하겠지만 당질제한식이야말로 사람에게 가장 '올바른 식사법'이다.

쌀, 밀가루 등 곡물의 건강한 이미지 때문에 어린아이에게 "밥을 많이 먹으라"라고 말하는데 실제로 곡물은 우리에게 '맞지 않는 음식'이다. 독은 아니지만 중독성이 강해 건강을 해친다.

인류의 역사는 약 700만 년으로 긴 역사를 살펴보면 곡물을 통해 당질을 섭취하게 된 것은 '불과 얼마 전'이다.

전 세계적으로 곡물이라는 전분식품을 먹게 된 것은 농경이 시작된 1만 년 전부터다. 대부분의 인류 역사에서 당질을 섭취하지 않았던 인간의 몸은 지금처럼 당질을 섭취하는 식생활에 아직 적응하지 못했다. 700만 년에 걸쳐 만들어진 체질은 짧은 시간 안에 변화하고 적응할 수 없다. 인간의 몸은 섭취한 음식으로 만들어지기 때문에 체질에 맞지 않는 당질을 꾸준히 먹으면 병에 걸릴 수밖에 없다.

실제로 당뇨병 환자는 세계적으로 만연해 있다. 당뇨병 의심 환자는 일본에서만 1,000만 명이 넘으며, 전 세계의 당뇨병 환자 인구는 4억 명에 달한다.

당뇨병뿐만이 아니다. 사망 원인 중 상위를 차지하는 암, 심장병, 뇌졸중은 모두 과도한 당질 섭취로 인해 일어난다. 이것은 모두 '당질병'이다. 그 외에도 치매나 알레르기 질환 같은 원인을 알 수 없는 현대 성인병의 대부분도 당질병이다.

당질제한과 1일 2식의 반나절 단식으로 이뤄진 식사 트레이닝은 운동 없이도 내장지방을 빼고, 체형을 개선할 수 있는 '질병 예방법'이다.

누구나 튜브처럼 출렁이는 복부 사이즈를 줄이고 싶어 한다. 하지만 '쉽게 빼고 싶어' 하는 것이 인간의 본능이다.

'운동을 해야 살이 빠지는 건 알고 있지만', '운동은 너무 힘들어', '하기 싫어', '꾸준히 안 돼.'

알아요, 압니다! 지금부터 지독한 체지방과 내장지방을 운동 없이 빼는 방법을 소개하겠다.

진짜로 무서운 '식후 고혈당'

당질 과다섭취로 나타나는 첫 번째 위험은 식후 혈당치가 급격하게 상승하는 '식후 고혈당'이다. 혈당은 전신의 에너지원이지만 혈당치가 지나치게 높아서는 안 된다.

혈당치를 높이는 것은 당질뿐이다. 단백질과 지방은 혈당치를 높이지 않는다. 저칼로리여도 당질함량이 높으면 혈당치를 높인다. 고칼로리여도 당질함량이 제로면 혈당치는 올라가지 않는다.

저칼로리여도 당질이 높은 메밀국수를 먹으면 혈당치가 높아지지만, 고칼로리여도 당질이 거의 없는 등심 스테이크는 혈당치를 높이지 않는다.

세계적으로 권위 있는 미국 당뇨병학회의 발표를 보자.

"섭취 후, 혈당치에 직접 영향을 미치는 영양소는 당질뿐이며 흡수가 빨라 120분 이내에 거의 100% 혈당으로 바뀐다. 단백질과 지방은 혈당에 영향을 미치지 않는다."

식후에 오른 혈당치를 낮추는 것은 췌장에서 분비되는 '인슐린'이다. 혈당치를 낮추는 역할은 인체에서 유일하게 인슐린이 담당한다. 우리의 인슐린 분비 능력은 유전적으로 서양인에 비해 절반 정도밖에 되지 않는다. 당뇨병 환자가 늘어나는 이유 중 하나다.

식후 고혈당이 일어나면 혈당치를 낮추기 위해 분비된 인슐린에 의해 여분의 당질(포도당)이 내장지방 등의 체지방으로 바뀐다. 또한 체내에서는 당화가 진행된다. 당화란 가열된 포도당이 우리 몸을 구성하는 단백질에 달라붙어 기능을 방해하는 현상이다. 마지막에는 우리 몸에 해로운 '최종당화산물(Advanced Glycation End Products, AGE)'을 생성한다. AGE는 암, 심장병, 뇌졸중, 치매, 당뇨병합병증과 깊은 관련이 있다(자세한 내용은 제6장을 참조).

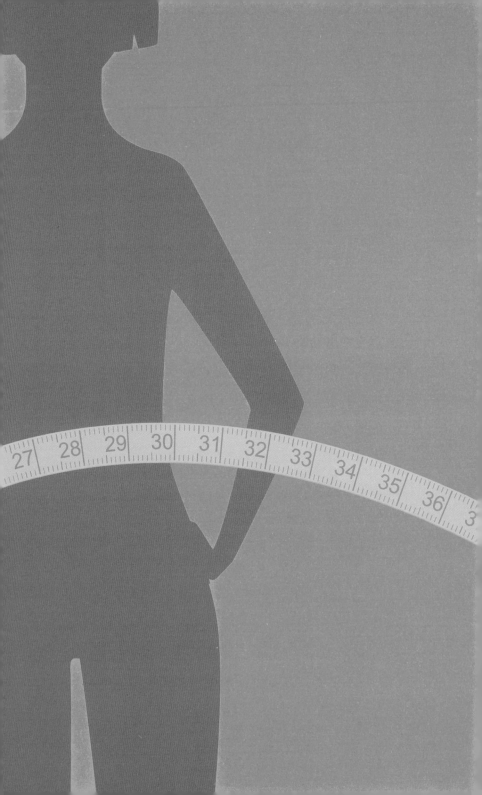

제1장

뱃살을 빼고 싶다면
당질제한
1일 2식

39 40 41 42 43 44 45 46 47 48 49

1일 2식으로 체지방을 태워라

나는 36년 전인 1984년, 34세에 처음으로 단식을 경험한 후 부터 지금까지 아침을 거르는 1일 2식을 이어오고 있다. 아침 에는 생크림을 넣은 커피만 마실 뿐, 다른 음식은 먹지 않는 다. 점심과 저녁은 일과가 끝나는 상황에 맞춰서 먹는다.

당질을 제한하면 배고픔을 유발하는 '혈당치의 급격한 변 화'가 일어나지 않기 때문에 아침을 굶어도 점심까지 공복감 이 느껴지지 않는다.

'배고픔'의 정체는 밥, 빵, 면류, 감자류 등 당질함량이 높은 음식에 있다. 실제로 1일 2식을 하며 당질제한식을 하는 사람 중에는 "신기하게도 점심시간까지 배가 고프지 않아요"라고 말하는 사람이 많다. "점심시간이니까 식사를 해야겠다"라고 말할 정도다. 이따금 출출할 때는 간식으로 치즈나 믹스견과류를 먹는다.

점심이나 저녁이 아닌 아침을 굶는 1일 2식이 효과가 더 뛰어나다. 예를 들어 저녁 7시에 밥을 먹었다고 하자. 다음 날 아침을 거른 후 12시에 점심을 먹었다고 치면, 단식 시간은 반나절을 넘긴 17시간에 달한다.

공복 시간 동안의 당질 섭취량은 당연히 제로다. 17시간 동안 혈당치의 급격한 변화 없이 안정된 수치를 유지했기 때문에 혈관과 장기도 손상되지 않는다. 무엇보다 아침을 굶으면 전날 저녁부터 당일 점심시간까지 내장지방을 비롯한 체지방이 활활 탄다.

원래 인류의 역사에는 아침에 일어나자마자 식사를 하는 습관이 없었다. 체지방에 저장돼 있는 체내 에너지원만으로도 오전 활동은 충분히 가능하다. 아침을 거르는 1일 2식이 가장 설득력 있는 이유다.

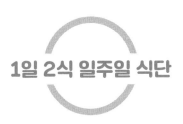

1일 2식 일주일 식단

지금부터 월요일부터 일요일까지 내가 어디에서 어떤 음식을 섭취하고 있는지 구체적으로 소개하겠다.

앞에서 이야기했듯이 아침에는 생크림을 넣은 커피만 마실 뿐 다른 음식은 먹지 않는다.

▶ 월요일

월요일은 교토역 앞에 있는 '다카오병원 교토역 진료소'에서 외래진료를 본다.

오전 진료 후, 자주 가는 가게는 병원 근처에 있는 '고기와 와인 바 와라쿠'이다. 이곳에서 1,000엔짜리 스테이크 런치 메뉴를 주문한다.

주문할 때는 "밥은 빼주세요"라고 부탁한다. 밥을 먹지 않아도 고기와 샐러드 양이 넉넉하기 때문에 충분히 포만감을 느낄 수 있다. 고기는 당질이 거의 제로로, 채소에 들어있는 '당질 5g' 정도 섭취하게 되는 셈이다.

병원을 나와 가게에서 점심을 먹을 여유가 없을 때도 있다. 그럴 때는 근처 편의점에서 파는 돼지고기 샤부샤부 샐러드나 삶은 닭고기 샐러드에 삶은 달걀 2개를 사서 병원에 구비해놓은 마요네즈를 뿌려 먹을 때도 있다. 단, 각 제품에 제공되는 소스에는 당분이 많기 때문에 먹지 않는다.

월요일 저녁은 아내가 교토시 우쿄구에 있는 '에베진료소'에서 진료를 보는 날이기 때문에 주로 혼자서 밥을 먹는다. 자주 가는 가게는 일본 가정식 레스토랑 체인점 '와쇼쿠 사토'이다. 이곳의 '샤부샤부 샐러드바'를 좋아한다. 65세 이상 시니어는 할인해주기 때문에 나는 '프리미엄 코스'를 이용한다.

두 가지 육수를 선택할 수 있는데 나는 주로 당질함량이 낮은 다시마 육수와 가다랑어포 육수를 선택한다. 돼지고기는 등심, 안심, 삼겹살 등이 있다(닭고기도 추가로 주문 가능하다).

고기 외에도 채소, 버섯, 두부 같은 재료를 마음껏 먹을 수 있다. 마지막은 밥이 아닌 달걀을 풀어 넣은 달걀국으로 식사를 마무리한다.

가끔은 소고기덮밥 체인점 '스키야'에서 밥 대신 두부를 사용한 '소고기덮밥 라이트'를 먹기도 한다. 주문할 때는 직원에게 "간장양념과 폰즈소스는 빼주세요"라고 부탁한다. 간장양념과 폰즈소스에는 적지 않은 양의 설탕이 들어있기 때문이다.

덮밥만으로는 칼로리와 영양소 모두 부족하기 때문에 반숙달걀 2개, 자반연어, 돼지고기된장국을 추가로 주문한다. 돼지고기된장국에 들어있는 토란은 당질함량이 높아 먹지 않고 남긴다(뿌리채소는 당질함량이 높은 편이다).

▶ 화요일

화요일에는 다카오병원에서 오후 진료를 본다.

점심식사는 병원에 가기 전인 오전 11~12시쯤 집에서 먹는다. 아내는 얇게 썬 돼지고기에 숙주, 양배추를 넣고 푸짐하게 볶은 요리를 자주 해준다. 차가운 두부에 채 썬 김과 실파를 뿌려 반찬으로 먹을 때도 있다.

꽁치, 고등어 등 제철에 맞는 등푸른생선구이를 먹기도 한다. 생선을 먹을 때는 한 마리로는 부족하기 때문에 두 마리씩 섭취한다. 반찬은 잎채소 샐러드, 삶은 달걀에 마요네즈로 만든 시판용 저당질 타르타르 소스를 뿌려 먹는다.

거기에 채소가 듬뿍 들어간 된장국을 곁들인다. 된장국 대신 생활협동조합에서 구매한 저당질의 인스턴트 달걀국을 먹을 때도 있다.

저녁은 집에 돌아와 샤부샤부나 전골, 철판구이(가정용 철판) 중에서 먹는 편이다.

소고기나 돼지고기를 다시마 육수에 샤부샤부로 해서 먹거나 똑같은 다시마 육수에 대구, 방어, 가리비 등을 넣어 해산물 전골로 만들어 먹기도 한다.

소스는 당질함량이 높은 참깨소스가 아닌 저당질 폰즈소스를 즐겨 먹는다. 시중에 판매되는 폰즈소스에는 100g당 12g의 당질이 함유돼 있지만, 내가 먹는 저당질 폰즈소스는 당질을 60%를 줄인 제품이다.

철판구이는 식탁에 가정용 철판을 올려놓고 만들어 먹는다. 전골과 마찬가지로 고기나 생선, 양파와 가지 등의 채소, 표고버섯 등을 구워서 먹는다. 양념으로는 심플하게 소금 후추를 찍어 먹는다. 당근은 돼지고기된장국 안에 들어있는 토란과 같은 뿌리채소이기 때문에 소량만 섭취한다.

겨울에는 어묵탕을 먹을 때가 많다. 당질함량이 높은 어묵 종류는 먹지 않는다. 달걀, 무, 두부튀김, 두부, 소 힘줄 등 당질함량이 낮은 것을 먹는다.

스키야키를 즐길 때도 있다. 일반적으로 스키야키 육수에는 설탕이 들어가는데 우리 집에서는 설탕 대신 혈당치를 올리지 않는 인공감미료(발포포도당) 에리스리톨(Erythritol)로 만든 사라야의 라칸토S(사라야 제품으로 일본의 조미료 이름_옮긴이)를 사용한다.

▶ **수요일 · 목요일**

수요일과 목요일은 다카오병원에서 오전 진료를 보며, 점심은 환자에게 제공하고 있는 당질제한 병원식(당질 10~12g 정도)을 먹는다.

수요일은 야간 진료가 끝나면 오후 8시경이 된다. 진료를 마친 아내와 딸을 만나 오후 9시쯤 '야이탄'이라는 오코노미야키 가게를 가는 경우가 많다.

"네? 오코노미야키는 밀가루(당질)로 만들지 않나요?"

이렇게 놀란 반응을 보일지도 모르겠다. 그런데 우리 가족은 오코노미야키 가게에서 오코노미야키를 먹지 않는다(두 번 놀랄지도 모르겠다). 어디까지나 철판구이 전문점으로 이용할 뿐이다.

전채 요리로 차가운 두부, 계란말이, 양배추를, 주채 요리로 매콤소시지, 치즈토마토오믈렛, 돼지고기전병구이, 꽁치, 채소

볶음 등을 주문해서 먹는다.

가끔은 스테이크하우스 '보크스'에 갈 때도 있다.

이곳에서는 안심이나 등심 스테이크 200g과 셀프 샐러드바를 추가로 주문한다. 당질함량이 낮은 잎채소와 브로콜리 등 녹색채소를 중심으로 골고루 담는다. 조금 부족하다 싶으면 그릴치킨을 추가해서 나눠 먹는다.

스테이크를 주문했을 때 가니쉬로 나오는 뿌리채소 감자와 당근은 당질함량이 높기 때문에 먹지 않는다. 수프 종류 중에서도 당질함량이 높은 감자수프와 크림수프는 먹지 않는다.

목요일 저녁은 화요일과 마찬가지로 집에서 전골이나 철판구이를 먹는다.

▶ 금요일·토요일

금요일과 토요일은 아침부터 에베진료소에서 외래진료를 본다.

점심은 인터넷으로 주문해놓은 냉동 당질제한식을 전자레인지에 데워서 먹는다. 당질제한식을 전문으로 판매하는 '당질제한 닷컴(www.toushitsuseigen.com)'의 비프스튜와 햄버그를 즐겨 먹는다.

저당질 비프스튜의 당질함량은 1.2g, 햄버그의 당질함량은

2.8g이다. 양도 푸짐해서 밥이나 반찬을 추가하지 않아도 충분한 포만감을 느낄 수 있다.

당질제한 '오타루 다이닝(www.ofk-ec.com)'에서 판매하는 소고기덮밥과 카레돈가스도 입에 잘 맞는다. 밥 대신 콩으로 만든 소고기덮밥의 당질함량은 11.0g이고, 카레돈가스의 당질함량은 9.7g밖에 되지 않는다.

금요일 저녁은 집에서 먹을 때도 있지만 가족끼리 외식을 할 때도 있다. 집 근처에 있는 일품요리집을 자주 간다.

생선회, 버터연어구이, 토종닭숯불구이, 새우와 아보카도로 만든 타르타르, 끈적끈적한 이카오쿠라 낫토, 채소샐러드 등을 주문하며 밥이나 메밀국수는 먹지 않는다. 주문한 음식에는 가게에 맡겨 놓고 마시는 증류식 소주를 곁들인다.

토요일 저녁은 다 같이 집에서 전골이나 철판구이를 해서 먹는다. 금요일 저녁을 집에서 먹었다면 토요일은 외식을 하는 경우가 많다.

▶ 일요일

모처럼의 휴일인 일요일에는 점심, 저녁 모두 집에서 해결한다. 식단은 화요일, 목요일, 토요일과 거의 비슷하다. 토요일에 전골을 먹었을 경우에는 남은 전골을 일요일 점심으로 먹기도 한다.

연간 30회 정도, 주말을 활용해 전국 각지에서 강연을 하고 있다. 강연 주제가 당질제한인 만큼 주최 측에서 식사자리를 마련할 때는 당질을 제한하기 쉬운 가게인 꼬치구이집이나 샤부샤부 전문점, 뷔페레스토랑으로 준비해준다.

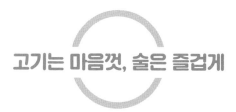

고기는 마음껏, 술은 즐겁게

　나의 일주일 식단을 보면 주로 '고기'를 먹는다는 사실을 알 수 있다.

　'고기를 많이 먹으면 몸에 좋지 않아', '고기는 살이 잘 쪄'라고 믿는 사람도 많지만, 고기는 당질함량이 제로에 가까운 데다 단백질, 지방, 비타민, 미네랄 영양소가 풍부하기 때문에 나는 신경 쓰지 않고 마음껏 먹는다.

　고기를 많이 먹으면 암에 걸릴 위험이 높아진다는 보고가 있다. 특히 문제가 되는 붉은 고기(소고기, 돼지고기, 양고기 등)와 가공육(햄, 소시지, 베이컨 등)에 대해서는 찬반양론이 팽팽하다.

국제암연구기관에서는 붉은 고기와 가공육이 대장암을 유발할 가능성이 크다고 지적한다. 반면에, 일본국립암연구센터는 일본인의 붉은 고기, 가공육 평균 섭취량은 대장암을 유발할 가능성이 없거나 있어도 낮다는 의견을 밝혔다. 그리고 당질을 제한하면 고기 섭취량을 걱정할 필요는 없다.

대장암 발병 위험은 평소에 당질을 섭취하는 사람의 데이터에서 나온 것이다. 당질 과다섭취가 암을 유발한다(제3장 '뱃살 클리닉' 참조).

붉은 고기와 가공육을 과다하게 섭취하는 상황에서 당질까지 과다섭취하면 발암 위험성이 높아지지만 당질을 제한하면 위험은 크게 줄어든다.

또한 가공육에는 다양한 첨가물이 들어있다. 각각의 첨가물이 안전하다 하더라도 복수의 첨가물을 동시에 섭취하면 체내에 들어왔을 때 어떤 일이 벌어질지 예측하기 어렵다. 그렇기 때문에 가공육은 섭취량에 주의를 기울여야 한다.

나는 술은 매일 즐기는 편이다. 그날의 진료와 식사를 마치고 마지막 일과인 개인 블로그 〈심심해서 쓰는 닥터 에베의 당뇨병 일기(koujiebe.blog95.fc2.com)〉에 칼럼을 작성한 후, 햇볕에 바짝 말린 마른오징어나 호두를 안주 삼아 홀짝홀짝 마시는 것이 내게는 더할 나위 없는 행복이다.

당질이 제로인 발포주 한 잔으로 시작해 당질 제로인 소주에 물을 타 2~3잔 정도 마신다.

한밤중에 화장실 때문에 잠에서 깨는 일도 없고, 다음 날 아침까지 술기운도 남지 않아 내 몸에 가장 적당한 양이다.

할 수 있다면 1일 1식도 추천

나는 1일 2식을 실천하고 있지만 단식 시간은 길어지면 길어질수록 혈당치가 안정돼 효과가 높아진다. 1일 1식은 단식 시간이 24시간에 달하기 때문에 효과가 더욱 뛰어나다. '1일 1식은 힘들 것 같다'라고 생각할 수도 있지만 당질을 제한하면 1일 1식을 해도 공복감을 크게 느끼지 못한다. 보통은 밥에 들어있는 당질을 섭취하면 혈당치가 급격하게 상승했다가 다시 급격하게 떨어져 강한 공복감을 느끼게 되는 것이다.

당질제한으로 혈당치의 급격한 변화 없이 안정을 유지하면 좀처럼 공복감을 느끼지 않는다.

내가 34세에 1일 1식을 3개월 동안 실천했을 때 심한 공복감을 느끼지 않았기 때문에 단언할 수 있다. 그렇다면 왜 1일 1식이 아닌 1일 2식을 하느냐고 물을 텐데, 이유는 단순하다. 식사 횟수가 줄면서 인생의 즐거움이 줄어든다는 느낌이 들었기 때문이다.

인생에서 먹는 행위는 큰 즐거움이다. 1일 1식을 하면 먹는 즐거움이 1일 2식의 절반으로 줄어드는 셈이다. 만약 34세부터 100세까지 산다고 하면 약 2만 4,000번의 먹는 즐거움을 잃게 된다는 계산이다.

당질을 제한해도 소고기, 돼지고기, 닭고기, 어패류, 게, 새우, 두부, 견과류 등 즐길 수 있는 음식은 많다. 그러나 식사 횟수가 줄어드는 1일 1식을 하면 인생이 조금은 쓸쓸해질 수 있다.

이런 이유로 나는 1일 2식을 하게 되었지만, 1일 1식도 추천한다. 건강을 위해서는 1일 3식보다 1일 2식을, 1일 2식보다는 1일 1식이 더욱 효과적이다. 1일 1식을 한다면 저녁식사만 하는 것이 가장 좋다.

우리 몸은 수면 중에 하루 동안 지친 몸과 마음을 회복시킨다. 저녁을 건너뛰면 몸과 마음을 회복시키는 데 필요한 영양소가 부족해질 수 있기 때문에 1일 1식을 한다면 저녁을 먹는 것이 좋다.

저녁에 섭취한 단백질이 수면 중에 우리 몸의 근육을 재활
시킨다. 이것은 운동을 하는 사람이 근력을 키우는 데도 매우
효과적이다.

식사만 거른다고 효과를 볼 수는 없다

1일 2식이나 1일 1식의 효과를 제대로 보려면 당질제한이 필수다. 당질을 다량으로 섭취하면서 식사횟수만 줄이는 방법은 건강해지기는커녕 건강을 더욱 악화시킨다. 당질함량이 높은 식사를 하면서 공복 시간이 길면 우리 몸에 오히려 부정적으로 작용한다.

오랜 공복 후에 대량의 당질을 섭취하면 최저치까지 떨어졌던 혈당치가 급격하게 상승한다. 공복 시와 식후 혈당치의 차이가 큰 '혈당 스파이크'가 일어나 혈관세포에 엄청난 손상을 입힌다.

혈당치가 급격하게 상승하면 높아진 혈당치를 낮추기 위해 췌장에서 대량의 인슐린을 분비한다. 식사 때마다 이러한 과정이 반복되면 췌장이 약해져 인슐린 분비 기능이 저하된다. 혈당치를 낮추는 호르몬은 인슐린뿐이기 때문에 결국 당뇨병에 걸린다.

즉, 당질을 대량으로 섭취하는 식사는 1일 3식이든, 2식이든, 1식이든 우리 몸을 망가뜨린다.

■ 식사횟수와 종류에 따른 혈당치의 변화 ■

건강한 상태

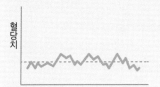

혈당 스파이크

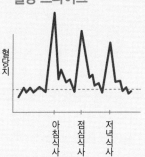

아침식사 점심식사 저녁식사

흰쌀밥과 불고기의 혈당 스파이크 비교

작성:가마쿠라여자대학 나루세 우헤이 의학박사

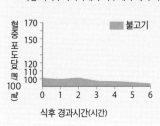

불고기

식후 경과시간(시간)

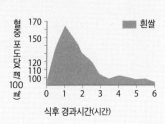

흰쌀

식후 경과시간(시간)

흰쌀밥은 혈당치를 급격하게 상승시킨다
하루에 당질을 수시로 섭취하면
그때마다 혈당 스파이크가 일어난다

■ 당질 과다섭취는 만병의 근원, 몸이 녹슨다! ■

인슐린은 췌장에서 24시간 분비된다(이것을 기초분비라고 한다). 기초분비는 전신의 세포가 혈당을 에너지로 사용하는 데 반드시 필요하다. 자가면역질환으로 췌장에서 인슐린을 분비하는 세포가 파괴된 1형 당뇨병 환자가 인슐린 주사를 맞지 않으면 6개월 안에 사망할 가능성이 높다.

당질함량이 높은 식사를 하면 급격하게 상승한 혈당치를 낮추기 위해 평소의 10~30배에 달하는 인슐린을 대량으로 분비한다. 그런데 내장지방이 쌓이면 인슐린 기능을 떨어뜨리는 인슐린 저항성이 생기고, 질을 양으로 보충하기 위해 인슐린 분비량이 더욱 늘어난다. 대량의 인슐린이 혈액 안에 있는 상태를 '고인슐린혈증'이라고 한다.

고인슐린혈증에 걸리면 우리 몸 안에서는 만병의 근원이 되는 산화가 진행된다. 몸이 녹스는 것이다. 인슐린 분비량이 증가하면 산화를 진화시키는 유해 활성산소가 증가하기 때문이다.

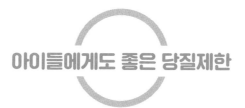

아이들에게도 좋은 당질제한

당질제한식은 새로 나온 다이어트 방법이 아니다. 조금 과장해서 말하면 '700만 년의 인류 역사를 이어온 인간이라는 동물의 생리에 맞춰진 식사'다. 인간에게 가장 '완벽한 식사법'이다.

나아가 성인은 물론이고 아이들에게도 적합한 식사법이라 할 수 있다. 최근에는 당질 과다섭취와 운동부족으로 어린이에게도 내장지방형 비만과 당뇨병이 증가하는 추세다.

당질제한은 성인뿐만 아니라 소아비만과 소아당뇨를 예방하고 개선한다. 초등학교와 중학교에 다니는 아이들은 급식을 먹기 때문에 점심을 굶거나 당질을 제한하기는 어렵다. 보호자가 직접 만든 도시락을 먹는다면 당질을 제한할 수 있겠지만, 급식을 먹으면서 당질을 제한할 수는 없다. 따라서 앞으로 당질제한식을 제공하는 학교가 늘어나기를 희망한다.

어린이들에게도 당질제한식과 1일 2식을 추천한다. 이때도 저녁을 먹고 아침을 굶는 1일 2식이 좋다.

"아이의 아침을 굶기라고요? 말도 안 되는 소리 하지 마세요."

이렇게 언성을 높이는 사람도 있다. 화를 내는 이유는 아침을 먹지 않으면(아침을 먹었을 때보다) 학교 성적이 떨어진다는 보고가 있었기 때문이다. 그러나 결과의 속뜻을 알지 못하고 말 자체에 속아 넘어가서는 안 된다. 그 보고는 대개 다음과 같이 해석되고 있다.

"뇌의 에너지원은 당질(포도당)뿐이기 때문에 아침식사로 밥이나 빵을 먹어 포도당을 섭취하면 뇌가 활성화돼 성적이 좋아진다."

의사와 영양사 중에도 뇌의 영양소는 당질(포도당)뿐이기 때문에 '당질을 제한하면 뇌가 활성화되지 않을 것'이라고 믿는 사람이 있는데 당질(포도당)만이 뇌의 에너지원이 된다는 것은 잘못된 정보다.

뇌를 만드는 신경세포는 당질뿐만 아니라 지방(지방산)에서 생성된 케톤체(Ketone body)도 에너지원으로 한다. 당질제한으로 증가한 케톤체는 뇌의 에너지원이 된다.

당질을 제한하더라도 간의 단백질(아미노산)에서 당질(포도당)을 만드는 '글루코스신생합성(Gluconeogenesis)'으로 정상 혈당치를 유지한다. 물론 갓 태어난 신생아도 뇌의 중요한 에너지원으로 케톤체를 사용한다.

만약 당질제한으로 머리가 멍해졌다면 당질과 동시에 칼로리까지 제한해서 에너지가 부족해졌을 가능성이 크다. 당질을 제한하면 성적이 떨어진다는 이야기에는 과학적 근거가 없다.

나는 조사 결과를 다음과 같이 해석했다.

"아침을 굶는 그룹은 밤늦게까지 잠을 자지 않았거나 부모가 아침식사를 준비해주지 못하는 등 가정환경과 생활습관이 불규칙해 공부에 집중할 수 없는 상황이다. 반면 아침을 먹는 그룹은 가정환경과 생활습관이 규칙적이고 공부에 집중할 수 있는 시간이 충분했기 때문에 상대적으로 성적이 높다."

당질제한으로 성적이 상승하는 아이

어린이 당질제한에 대해서 조금 더 이야기해보자. 어린아이
에게 당질을 제한해도 '정말로 괜찮을까?', '효과가 있을까?'라
며 걱정하는 사람이 많기 때문이다.

이러한 걱정을 떨쳐내줄 기타큐슈에 있는 '미시마 학원'의
사례가 있다. 미시마 학원의 미시마 마나부 원장은 당질제한
으로 당뇨병을 극복했다. 실제 경험을 바탕으로 학원에 다니
는 학생들과 학부모에게 당질제한을 지도했다.

당질제한으로 눈에 띄게 건강해진 미시마 씨를 가까이에서
지켜본 학생들이 "선생님이 하고 계신 당질제한을 저희한테
도 알려주세요"라고 부탁하면서 지도를 시작하게 됐다. 미시

마 원장은 아이들이 좋아하는 과자, 주스를 비롯해 밥, 빵, 면류의 "주식을 먹지 마라"라고 했다. 성인의 당질제한과 동일하다. 그 대신 고기, 생선, 달걀, 치즈, 버터, 채소 등 당질제한과 상관없는 식재료는 마음껏 먹도록 했다.

성장기 아이에게 당질 섭취는 필수라고 말하는 의사와 영양사가 많다. 그러나 아이 성장에 빠트릴 수 없는 영양소는 당질이 아닌 체내에서 만들지 못하는 단백질, 지방, 비타민, 미네랄, 식이섬유다.

혈액으로 산소를 운반하는 적혈구처럼 당질(포도당)만을 에너지원으로 사용하는 세포도 있지만, 포도당은 간에서 만드는 글루코스신생합성만으로도 충분하기 때문에 별도의 음식으로 섭취하지 않아도 된다(유아기에는 글루코스신생합성이 미숙하기 때문에 모유에 함유된 젖당으로 보충한다).

당질제한으로 혈당치가 안정되면 집중력과 의욕이 높아져 공부를 열심히 하게 된다. 반대로 당질을 과다하게 섭취하면 혈당치의 급격한 변화가 일어나 집중력과 의욕이 떨어진다.

집중력 부족과 주의산만 등의 증상을 보이는 주의력결핍과잉행동장애(ADHD) 아동의 증가가 교육문제로 나타나고 있다. ADHD 진단을 받은 아이들 중에는 당질 과다섭취로 인한 혈당치의 급격한 변화가 문제를 초래한 경우가 많다.

당질제한을 도입하면서 미시마 학원 아이들에게서 다음과 같은 효과가 나타났다.

• 식곤증이 사라지고, 집중력이 높아져 학습 능률이 향상됐다
• 성적이 올라 명문대, 명문고에 합격하는 아이들이 늘었다
• 알레르기 체질, 아토피성피부염, 냉증 같은 체질이 개선됐다

아이들은 성장기에 꼭 섭취해야 하는 칼로리가 어른보다 많다. 단순히 당질제한만 해서는 칼로리 부족에 빠질 수 있다.

아이들의 당질을 제한할 때는 단백질과 지방을 충분히 섭취하면서 칼로리가 부족하지 않도록 성인보다 더욱 각별히 주의해야 한다.

1일 3식이 잘못됐다

　보통은 규칙적인 1일 3식 습관이 건강에 좋다고 생각한다. 학교에서 그렇게 배웠기 때문에 1일 3식을 당연하게 받아들인다. 그런데 1일 3식이 건강하다는 증거는 어디에도 없다. 서두에서 이야기했듯이 나는 36년 이상 1일 2식으로 건강을 유지하고 있다.

　이것도 인류의 역사를 거슬러 올라가보면 알 수 있다. 인류의 역사는 약 700만 년으로 쌀과 밀가루 농경을 시작한 것은 1만 년 전이다. 농경사회 이전에는 수렵·어로·채집을 하며 살았다.

　그렇게 살아온 인류가 하루에 세 끼를 꼬박꼬박 챙겨 먹을 수 있었을까? 사냥감을 손에 넣었을 때는 배불리 먹고 그렇지 않은 날에는 며칠씩 굶는 생활을 했을 것이다. 인류의 역사는 기아와 전쟁의 연속이었다. 1만 년 전 농경을 시작하면서 안정적인 생활이 가능해졌고, 음식을 저장하게 되면서 정기적으로 식사를 할 수 있게 됐다. 그래도 1일 3식은 하지 않았을 것이다. 여전히 먹을 수 있는 음식이 풍부하지 않았기 때문이다.

일본인은 오랫동안 1일 2식을 해왔다. 사이키영양전문학교의 호시야 에이지 씨는 적어도 에도시대(1603~1867년)까지는 1일 2식을 했을 것이라고 했다. 호화스러운 생활을 했던 귀족도 1일 2식이 기본이었다고 한다. 궁궐 안 일상을 기록한 고다이고 천황의 《일중행사(日中行事)》에는 "아침상은 오시. (중략) 신시에 저녁상을 올려라"라고 적혀있다. 아침밥은 정오(오시)에, 저녁밥은 오후 4시(신시)라는 것이다.

아침에 일어나 조금 움직였다가 정오쯤에 아침밥을 먹고, 다시 일을 하다가 해가 지기 전에 저녁밥을 먹고 잠든다. 이것이 자연스러운 생활리듬이다.

가마쿠라시대(1185~1333년)부터 무사들이 전쟁을 대비한 에너지 비축을 위해 1일 3식 하는 경우가 있었지만 매우 예외적인 일이었다. 서민이나 귀족이나 줄곧 1일 2식을 했다.

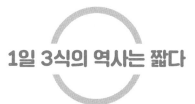

1일 3식의 역사는 짧다

언제부터 1일 3식을 했을까? 서민들이 1일 3식을 하게 된 계기는 에도시대에 발생한 '메이레키 대화재'(1657년)라는 설이 있다. 불에 타 사라진 에도의 거리를 복구하기 위해 에도막부가 전국에 있는 목수와 장인을 모아 아침부터 저녁까지 쉼 없이 일을 시켰다. 이때 하루 두 끼 식사만으로는 체력이 버티지 못했기 때문에 점심에도 밥을 주게 되면서 1일 3식 습관이 번지게 됐다는 설이다.

전국적으로 1일 3식이 정착된 것은 19세기 후반 메이지유신 이후 군대가 창설되면서다. 군대는 병사를 모으기 위해서 1일 3식을 제공했고 '흰쌀밥을 하루에 3번 먹을 수 있다'는 슬

로건으로 가난한 농가의 차남과 삼남들을 모집했다.

이후 1920년 국립영양연구소가 개설되었고, 초대소장으로 사에키 다다스 박사가 임명됐다. 1924년 사에키 박사가 영양사제도를 발전시키기 위해 설립한 세계 최초 영양사학교가 사에키영양전문학교다. 일본에서 1일 3식이 적극적으로 장려된 것은 1935년 사에키 박사가 주장하면서다.

영국이나 프랑스 등의 유럽제국은 15~16세기부터 1일 2식에서 1일 3식으로 바뀌었다. 아침식사는 영어로 '브렉퍼스트(breakfast)'인데 하루의 첫 식사가 간밤의 단식(fast)을 깨트린다(break)는 의미다. '브렉퍼스트'는 반드시 아침에 일어나자마자 음식을 먹어야 한다는 것이 아니라 한 가지 일을 마친 정오 즈음에 밥을 먹었다는 의미일지도 모른다.

일본이든 유럽이든 1일 3식의 역사는 그리 오래되지 않았다. 1일 3식이 올바른 식생활이라는 주장은 역사적 배경을 무시한 근거 없는 이야기에 지나지 않는다. 이러한 역사적 사실을 알게 되면 1일 2식이 잘못된 식생활이 아니라는 사실을 이해할 수 있다.

진짜로 무서운 '혈당치의 급격한 변화' ①

배가 고플 때 당질이 함유된 식사를 하면 식후 혈당치가 급격하게 상승한다. 이처럼 공복 시 혈당치와 식후 혈당치의 차이가 큰 상태를 '혈당 스파이크'라고 부른다. 스파이크란 가시라는 의미로 혈당치의 상승과 하락의 폭이 커서 그래프상으로 보면 가시처럼 뻗쳐 있어 스파이크라는 이름이 붙여졌다. 의학적으로는 '글루코스 스파이크(Glucose spike)'라고 한다.

고혈당 상태가 계속 이어지는 것보다 공복 시와 식후의 혈당치가 급격하게 변화하는 혈당 스파이크가 혈관 손상에 더욱 위협적이다.

혈당 스파이크는 유해한 활성산소 발생을 촉진하고, 혈관을 손상시켜 동맥경화를 일으킨다. 활성산소가 체내세포를 손상시키는 산화는 동맥경화 외에도 암이나 치매, 노화 등의 직접적인 원인이 된다. 앞서 이야기한 최종당화산물(AGE)도 산화를 진행시킨다.

공복과 식후의 혈당치 차이가 큰 혈당 스파이크는 주로 당뇨병 환자에게서 볼 수 있다. 그러나 혈당치가 정상인 건강한 사람도 당질함량이 높은 식사를 하면 작은 가시가 뻗는 '미니 혈당 스파이크'를 피할 수 없다.

혈당치를 낮추는 인슐린이 원활하게 분비되는 건강한 사람도 밥 한 공기를 먹으면 60g 전후의 당질을 섭취하게 되며 식후 혈당치는 일시적으로 160mg/dℓ를 넘긴다.

예전에는 식후 혈당치가 180mg/dℓ를 넘지 않으면 괜찮다고 했지만, 식후 고혈당의 손상이 확실해지면서 현재는 식후 1~2시간 혈당치가 160mg/dℓ를 넘으면 위험하다고 본다.

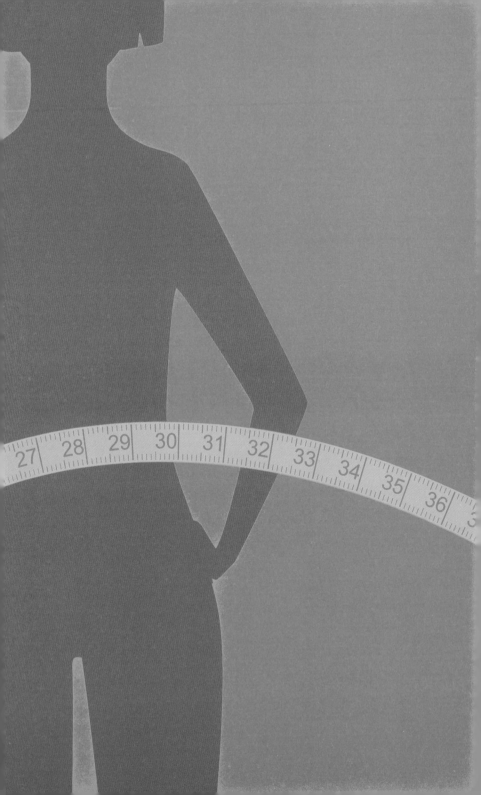

제2장

내장지방을
줄이는
식사의 비밀

39 40 41 42 43 44 45 46 47 48 49

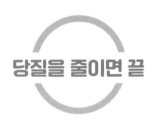

당질을 줄이면 끝

식사 트레이닝은 당질제한과 아침을 거르는 1일 2식만으로 내장지방을 극적으로 줄이는 동시에 만병의 근원까지 사라지게 한다.

당질제한은 매우 간단하다. 밥, 빵, 면류 등의 주식과 과자, 달콤한 탄산음료 등에 다량으로 함유돼 있는 당질 섭취를 최대한 자제한다. 중요한 포인트는 이것뿐이다.

3대 영양소인 단백질, 지방, 당질은 먹으면 에너지(칼로리)가 된다(일본은 3대 영양소 중 '탄수화물 또는 당질'을 혼용해서 사용하고 있으며, 저자는 당질이라고 쓰고 있다_옮긴이). 그런데 일본인은 에너지의 60% 정도를 당질로 섭취한다. 당질제한의 기본은 당질을 제한하는 대신 단백질과 지방을 '충분히 섭취'하는 것이다.

당질이 다량으로 함유된 음식을 줄이고, 당질이 거의 없는 고기, 어패류, 달걀, 두부나 낫토 등의 대두식품, 채소, 버섯류, 해조류 등을 골고루 섭취한다.

메인 반찬(주채)과 서브 반찬(부채), 식도를 타고 부드럽게 넘어가 포만감을 주는 국으로 단백질, 지방, 비타민, 미네랄, 식이섬유와 같은 당질 이외의 필수 영양소와 에너지를 섭취한다.

가정식의 기본 밥상은 '밥 + 국 + 세 가지 반찬'이다. 세 가지 반찬은 '주채 1개 + 부채 2개'를 말한다.

그런데 당질제한식은 기본적으로 밥을 먹지 않기 때문에 국 한 그릇에 세 가지 반찬만 먹으면 영양소가 부족해 오히려 에너지가 부족해질 우려가 있다.

그래서 '국 한 그릇 + 세 가지 반찬'에 한 가지 반찬을 더해 '국 한 그릇에 네 가지 반찬'을 기본으로 한다. '주채 2개 +부채 2개' 또는 '주채 1개 + 부채 3개'이다.

혈당치를 높이는 것은 '당질'뿐이다. 단백질이나 지방, 비타민, 미네랄, 식이섬유는 혈당치를 높이지 않는다. 장내세균이 식이섬유를 먹이로 하면 짧은사슬지방산(Short chain fatty acids)

이 만들어져 소량의 에너지원이 되지만 혈당치는 오르지 않는다.

이후에 자세히 설명하겠지만 내장지방이 늘어나는 원인은 지방이 아닌 당질 섭취에 있다. "지방을 먹어서 살이 쪘다"라는 말은 잘못된 것이다. 먹어서 살이 찌는 것은 당질이다. 헷갈리면 안 된다.

닥 터 에 베 의 최 신 의 학 상 식
....
■ 당질과 탄수화물의 차이점은? ■

3대 영양소(단백질, 지방, 당질)는 우리 몸의 에너지원이다. 반대로 말하면 우리 몸의 에너지원은 3대 영양소가 주 영양소다(비타민과 미네랄은 에너지원이 되지 않으며 식이섬유는 소장에서 흡수되지 않지만, 장내세균이 소량의 에너지를 만든다).

'당질'과 '탄수화물'을 혼동하기 쉬운데 공식으로 만들면 정확하게 구분할 수 있다.

영양성분표시

에너지	29kcal
단백질	0.4g
지방	2.2g
탄수화물	2.2g
당질	1.8g
식이섬유	0.4g
식염상당량	0.002g

당질 = 탄수화물 - 식이섬유

편의점이나 슈퍼에서 파는 식품 포장지의 영양성분표시에 '탄수화물 2.2g', '식이섬유 0.4g'이라고 표시돼 있다면 '탄수화물 2.2g - 식이섬유 0.4g = 당질 1.8g'이 된다.

탄수화물

당질 + 식이섬유

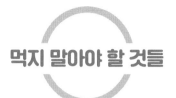

먹지 말아야 할 것들

성인은 하루 평균 240g의 당질을 섭취한다(일본 기준). 미국 당뇨병학회는 하루에 당질 130g 이내로 자제하는 식사를 '당질제한식'이라고 한다.

일본에 당질제한식을 대중화시킨 다카오병원은 하루에 당질 30~60g 섭취를 효과적인 당질제한식으로 정하고 있지만, 이 책에서는 실천하기 쉽게 하루에 당질 100g 전후를 권유한다.

우선 밥, 빵, 면류 등의 주식을 자제하는 것이 기본 중의 기본이다. 주식은 쌀이나 밀가루 같은 곡물을 원료로 하는데, 당질인 전분이 다량으로 함유돼 있기 때문이다.

일본인은 대부분의 당질을 전분식품인 밥이나 빵으로 섭취하는데(섭취 칼로리의 약 40%가 곡물), 주식을 빼기만 해도 당질과 내장지방을 극적으로 줄일 수 있다.

- 당질이 다량 함유된 주식은 먹지 마라
  - 죽, 떡, 볶음밥, 리조또 : 쌀을 사용한 밥 종류
  - 식빵, 바게트, 베이글, 크로와상 : 밀가루나 호밀을 사용한 빵
  - 우동, 자장면, 국수, 메밀국수, 파스타 : 밀가루를 사용한 면류

- 전분식품인 감자류도 먹지 마라
  - 감자, 고구마, 토란, 참마 : 감자류
  - 감자샐러드, 고기감자조림, 감자튀김, 군고구마, 고구마맛탕, 토란조림 : 감자류를 사용한 반찬
  - 전분가루, 당면 : 감자류의 전분에서 추출해서 만든다

- 과자도 먹지 마라
  - 과자 : 달콤한 과자(설탕, 과당, 포도당 등이 다량으로 함유)
  - 전병과자, 쌀과자 : 쌀로 만든 달지 않고 짭조름한 과자
  - 감자과자, 옥수수과자 : 감자나 밀가루, 옥수수가 원료인 과자

- 건강해 보이지만 먹지 마라

  - 말린 과일 : 과당이 다량 함유

  - 꿀, 흑당, 와삼본(일본 전통 흑설탕과자) : 설탕 그 자체

칼로리제한 없이 배불리 먹어도 OK

당질을 제한하면 배부르게 먹어도 살이 찌지 않는다. 짧은 시간에도 정상체중으로 빠진다.

앞에서 이야기한 대로 18년 전, 당질제한을 시작한 지 6개월 만에 체중 10kg이 빠졌고, 20대 때와 비슷한 체중(정상체중)이 된 이후부터 지금까지 체중에 변함이 없다.

다이어트의 왕도로 착각하는 '칼로리제한식'은 식사량을 극단적으로 줄이기 때문에 강한 공복감에 휩싸이게 된다. 공복을 계속 참아야 하기 때문에 아무리 노력해도 길어야 3~6개월 만에 포기하는 경우가 많다. 또한 당질을 섭취하는 한 내장지방이 빠지지 않을뿐더러 질병에 걸릴 위험도 줄어들지 않는다. 더욱이 이전 체중 이상으로 늘어나는 '요요현상'도 나타난다.

당질제한식은 당질만 제한할 뿐 칼로리는 제한하지 않는다. 배불리 먹어도 된다. '당질제한으로 머리가 멍해진다'거나 '힘들어서 계속할 수가 없다'라고 하는 사람은 당질과 동시에 칼로리까지 제한하는 경우가 대부분이다.

당질제한식은 염분을 제한할 필요도 없다. 당질제한과 더불어 염분까지 제한하면 나른해질 수 있으므로 주의해야 한다(제5장 '당질 과다섭취는 혈압을 높인다' 참조).

다이어트를 위해 칼로리를 제한하면 근육과 골량이 줄어들어 위험해진다. 우리 몸은 '섭취 칼로리'와 '소비 칼로리'로 균형을 유지하는데, 섭취 칼로리가 줄면 '기초대사량'이 떨어져 소비 칼로리까지 줄어든다.

기초대사량이란 안정돼 있을 때도 체온, 장기, 뇌의 기능을 유지하기 위해 필요한 에너지로 에너지 소비의 60~70% 전후를 차지한다.

기초대사량의 18% 전후는 근육이 소비한다. 섭취 칼로리를 줄이면 '에너지를 절약하려는 체질'로 바뀌게 되고, 근육을 분해해(줄여) 균형을 유지한다. 근육이 빠지면 골량까지 감소시킬 우려가 있기 때문에(그로 인해 골다공증의 위험이 높아진다)

칼로리제한은 효과를 떠나서 매우 위험하다.

'에너지를 절약하려는 체질'로 바꾼 후에 칼로리제한을 멈추면 요요현상이 일어난다. 기초대사량이 떨어진 상태에서 섭취 칼로리를 늘리면 당연히 체중이 늘어난다. 반면에 당질제한은 칼로리를 제한하지 않기 때문에 근육 감소나 기초대사량 저하, 골량 감소, 요요현상이 일어나지 않는다.

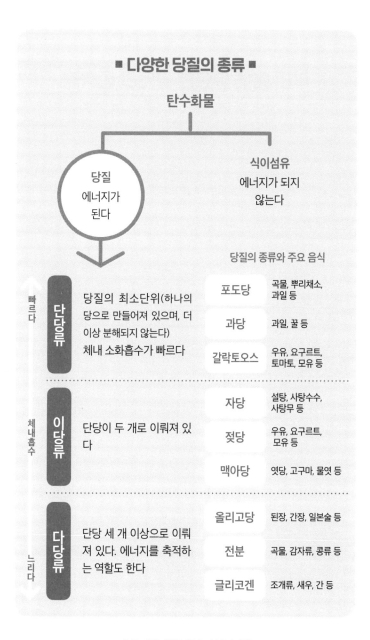

■ 다양한 당질의 종류 ■

탄수화물

당질
에너지가
된다

식이섬유
에너지가 되지
않는다

당질의 종류와 주요 음식

단당류	당질의 최소단위(하나의 당으로 만들어져 있으며, 더 이상 분해되지 않는다) 체내 소화흡수가 빠르다	포도당	곡물, 뿌리채소, 과일 등
		과당	과일, 꿀 등
		갈락토오스	우유, 요구르트, 토마토, 모유 등

이당류	단당이 두 개로 이뤄져 있다	자당	설탕, 사탕수수, 사탕무 등
		젖당	우유, 요구르트, 모유 등
		맥아당	엿당, 고구마, 물엿 등

다당류	단당 세 개 이상으로 이뤄져 있다. 에너지를 축적하는 역할도 한다	올리고당	된장, 간장, 일본술 등
		전분	곡물, 감자류, 콩류 등
		글리코겐	조개류, 새우, 간 등

빠르다

체내 흡수

느리다

우리 몸에 필요한 칼로리 섭취량

당질제한식은 섭취 칼로리를 크게 신경 쓰지 않아도 된다. 기준은 후생노동성의 〈일본인의 식사섭취기준(2015년)〉의 '추정 에너지 필요량'을 참고했다. 추정 에너지 필요량이란 사람이 식사를 통해 섭취해야 하는 칼로리다. 필요한 섭취 칼로리는 신체활동레벨(일일 활동량)에 따라 세 가지 단계로 나뉜다.

· 신체활동레벨 I (낮음) : 대부분의 시간을 앉아 있거나 누워 있는 사람

· 신체활동레벨 II (보통) : 일이나 집안일을 하는 사람

· 신체활동레벨 III (높음) : 농업이나 어업 등 육체적인 노동이 많은 사람
이나 운동선수

■ 신체활동레벨에 따른 추정 에너지 필요량 ■

(단위: kcal/일)

성별	남성			여성		
신체활동 레벨	I (낮음)	II (보통)	III (높음)	I (낮음)	II (보통)	III (높음)
18~29세	2,300	2,650	3,050	1,650	1,950	2,200
30~49세	2,300	2,650	3,050	1,750	2,000	2,300
50~69세	2,100	2,450	2,800	1,650	1,900	2,200
70세 이상	1,850	2,200	2,500	1,500	1,750	2,000

_출처: 일본 후생노동성, <일본인의 식사섭취기준>, 2015년

전체의 80% 정도는 섭취 칼로리에 관계없이 당질제한만으로 내장지방을 줄일 수 있지만, 나머지 20%는 예외적으로 칼로리제한이 필요하다.

그중 10%는 '기초대사량이 매우 낮은 경우'로 대부분 여성이 차지한다. 다이어트와 요요현상이 반복되면서 근육량이 크게 줄어들기 때문에 기초대사량이 줄어드는 경우가 많다. 이런 사람은 일일 섭취 칼로리를 100~200kcal 정도 줄여야 한다.

나머지 10%는 '폭식을 하는 경우'로 당질함량이 낮은 견과류는 먹어도 괜찮다고 했을 때 앉은 자리에서 2~3봉지씩 먹는 사람이다.

당질을 제한하면 배불리 먹어도 되지만, 폭식은 주의해야
한다. 신체활동레벨이 낮은 사람은 섭취 칼로리를 보통으로
섭취해야 한다.

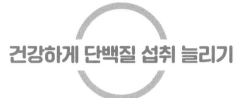

건강하게 단백질 섭취 늘리기

같은 3대 영양소라도 당질과 달리 단백질과 지방은 음식으로 섭취해야 하는 '필수' 영양소다(당질이 필수가 아니라는 것은 제5장 첫 부분에서 자세히 설명한다).

단백질은 고기, 어패류, 달걀, 콩·대두식품을 통해 섭취하고 지방은 버터, 올리브유 등으로 섭취한다. 단백질은 근육, 뼈, 피부, 혈관 등 우리 몸을 만드는 영양소다. 대사와 관련된 효소, 외부 세력과 싸우는 항체의 재료이기도 하다.

단백질은 20종류의 아미노산이 50개 이상 결합된 물질이다. 그중에서 9가지 종류는 체내에서 만들어지지 않아 음식으로 섭취해야 하는 필수 아미노산이다. 필수 아미노산이 골고루

함유돼 있는 음식은 고기, 어패류, 달걀, 콩·대두식품이다. 단
백질원에 당질은 거의 포함돼 있지 않다.

칼로리제한식을 할 때는 '고기는 칼로리가 높아 살이 찐다'
며 스테이크, 불고기, 돼지고기생강구이, 다츠타튀김(일식 튀
김 요리_옮긴이) 같은 맛있는 요리를 멀리하지만 당질제한식에
서는 마음껏 먹어도 된다.

단백질과 지방 함유량이 높은 요리는 만족감이 높고, 포만
감이 오래가기 때문에 당질제한식을 꾸준히 실천할 수 있다.

• 대두식품
　⇒ 당질이 조금 함유돼 있지만 허용할 수 있는 범위
　　　– 두부 반 모(200g) : 당질 2.4g
　　　– 낫토 한 팩(50g) : 당질 2.7g

• 대두 이외의 콩류
　⇒ 당질함량이 비교적 다량이므로 먹지 않거나 아주 조금만 먹을 것
　　　– 삶은 병아리콩(12g) : 당질 1.9g
　　　– 삶은 강낭콩(20g) : 당질 2.3g
　　　– 삶은 완두콩(15g) : 당질 2.6g

- 우유 · 유제품

⇒ 치즈는 당질함량이 아주 적은 양질의 단백질원

- 자연치즈(20g) : 당질 0.2g

- 가공치즈(20g) : 당질 0.3g

- 우유(210g) : 당질 10.1g

콩이 원료인 두유도 소량이지만 당질이 함유돼 있다. 두유는 하루에 한 컵(200㎖) 정도 마시는 것이 좋다.

우유는 필수 아미노산의 밸런스가 좋은 단백질원으로 부족할 수 있는 칼슘도 풍부하게 들어있지만, 한 컵(200㎖)에 당질 10g 정도 들어있다. 우유는 반 컵(100㎖) 정도 마시는 것이 좋다.

편의점이나 슈퍼에서는 일반우유와 별도로 저지방우유를 판매한다. 건강해 보이지만 일반우유보다 당질함량이 높다. 또한 일본인은 서양인에 비해 당질(젖당)을 분해하는 효소(락타아제)가 적어 우유를 마시면 복통을 호소하는 사람이 많으므로 주의가 필요하다.

요구르트는 유산균 등의 유익균이 장내환경을 개선해 내장지방을 줄이는 데 도움이 된다. 무가당 요구르트는 100g에 당질 5g 전후이지만, 한 팩에 400g인 요구르트를 먹으면 당질 20g을 섭취하게 된다. 한 번에 100g 정도 먹는 것이 좋다.

■ 단백질을 구성하는 아미노산의 종류 ■

필수 아미노산

트립토판
리신
메티오닌
페닐알라닌
트레오닌
발린
류신
이소류신
히스티딘

비필수 아미노산

아르기닌
글리신
알라닌
세린
타이로신
시스테인
아스파라긴
글루타민
프롤린
아스파라긴산
글루타민산

체내에서 만들어지지
않기 때문에 반드시
음식으로 섭취해야 한다

체내에서 만들어지므로
반드시 음식으로
섭취하지 않아도 된다

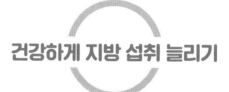

건강하게 지방 섭취 늘리기

지방은 우리 몸의 37조 개 세포를 둘러쌓고 있는 세포막과 좌우 신장 위에 있는 부신에서 분비되는 스테로이드 호르몬 등의 원료로서 중요한 영양소다.

지방 중에서도 '오메가3 지방산'인 알파리놀렌산(α-linolenic acid)은 체내에서 만들어지지 않기 때문에 반드시 음식으로 섭취해야 하는 필수 지방산이다. 샐러드유나 가공식품 등에 다량으로 함유돼 있는 리놀레산도 필수 지방산이지만, 이 지방산은 과도하게 섭취하지 않도록 주의해야 한다.

건강식품 광고에서 자주 볼 수 있는 에이코사펜타엔산 (Eicosapentaenoic acid, EPA)과 도코사헥사엔산(Docosahexaenoic acid, DHA)은 체내 알파리놀렌산에서 만들어지지만 충분한 양을 만들지 못하기 때문에 필수 지방산 취급을 받는다.

알파리놀렌산은 들기름, 아마씨유에 함유돼 있고, EPA와 DHA는 정어리, 고등어, 전갱이, 꽁치 등의 등푸른생선과 참치 등에 다량 함유돼 있다.

식물성 기름은 당질이 제로다. 과도하게 섭취하면 위험할 수 있는 리놀레산이 많이 들어간 샐러드유는 가능한 한 피하고, 다소 비싸더라도 들기름이나 올리브유(미정제 엑스트라버진)를 사용한다.

주성분이 지방인 마요네즈와 버터는 고칼로리이기 때문에 칼로리를 제한하는 다이어트에서는 반드시 피하는 식품이지만, 당질이 함유돼 있지 않기 때문에 당질제한식에서는 신경 쓰지 않고 먹어도 된다.

마요네즈의 주요 원료는 식용유, 달걀, 식초로 일본에서는 주로 노른자만 사용한다. 노른자로 만든 마요네즈는 한 큰 술(15ml)에 당질 0.2g으로 적은 양이기 때문에 채소샐러드에 듬뿍 뿌려 먹어도 된다.

칼로리를 줄인 마요네즈도 있지만 당질함량이 높기 때문에 일반 마요네즈를 추천한다.

버터는 우유에서 분해된 크림을 짜서 굳힌 식품이다. 소금이 함유된 유염 타입과 소금이 함유돼 있지 않은 무염 타입이 있는데, 두 타입 모두 당질함량은 제로다. 버터는 소금 함유에 상관없이 취향에 따라 사용하면 된다.

　예전에는 '동물성 버터보다 식물성 마가린이 건강'하다고 했지만, 인공 유해 지방인 트랜스지방산이 포함된 마가린은 멀리하는 것이 좋다.

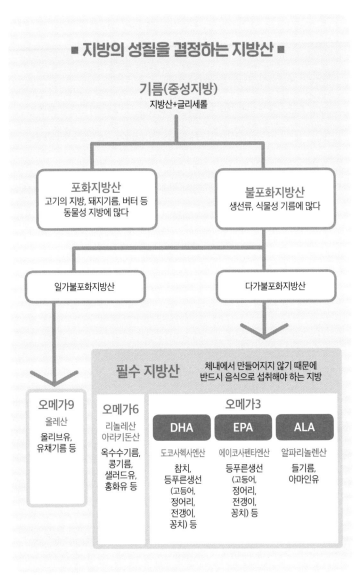

■ 지방의 성질을 결정하는 지방산 ■

기름(중성지방)
지방산+글리세롤

포화지방산
고기의 지방, 돼지기름, 버터 등
동물성 지방에 많다

불포화지방산
생선류, 식물성 기름에 많다

일가불포화지방산

다가불포화지방산

오메가9
올레산

올리브유,
유채기름 등

필수 지방산   체내에서 만들어지지 않기 때문에
반드시 음식으로 섭취해야 하는 지방

오메가6
리놀레산
아라키돈산

옥수수기름,
콩기름,
샐러드유,
홍화유 등

오메가3

DHA   **EPA**   **ALA**

도코사헥사엔산   에이코사펜타엔산   알파리놀렌산

참치,
등푸른생선
(고등어,
정어리,
전갱이,
꽁치) 등

등푸른생선
(고등어,
정어리,
전갱이,
꽁치) 등

들기름,
아마인유

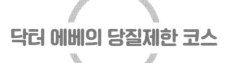

닥터 에베의 당질제한 코스

지금껏 내가 실천해온 식사 트레이닝 '당질제한 × 1일 2식'을 토대로 구체적인 식사법을 소개하겠다. 아침은 거르지만 한 컵 정도의 수분 보충은 기본이다.

· **점심·저녁 모두 당질제한 코스**

1일 2식 모두 밥이나 빵 등의 주식과 그 외에 당질이 다량으로 함유된 식품은 멀리한다. 내장지방을 빼는 다이어트 효과와 당뇨병 치료 효과가 높아 가장 추천하는 코스다. 한 끼에 섭취하는 당질량은 10~20g이다.

나는 이 제한식을 2002년부터 18년째 실천하고 있다.

- 저녁만 당질제한 코스

저녁만 당질을 제한(당질 10~20g)한다. 점심식사로 섭취하는 당질량
은 50~60g. 밥의 경우 '작은 그릇에 밥 한 공기'(당질 약 44g), 식빵의
경우 '2장'(당질 약 40g), 메밀국수의 경우 '1인분'(건면 70g에 당질 약
44g)이 기준이다.

저녁식사로 당질을 제한하는 이유는 점심과 비교했을 때 식후 활동량
이 적기 때문이다. 혈당은 대부분 근육으로 섭취돼 혈당치를 낮추지
만, 저녁식사 후에는 근육을 사용하는 활동량이 적고 그대로 잠드는
경우가 많다. 그래서 사용하지 않은 혈당이 내장지방에 쌓이기 쉽다.

- 점심·저녁 모두 미니 당질제한 코스

1일 2식 모두 한 끼 식사당 당질 50~60g을 섭취한다. 밥의 경우 '작
은 그릇에 밥 한 공기'(당질 약 44g), 식빵의 경우 '2장'(당질 약 40g),
메밀국수의 경우 '1인분'(건면 70g에 당질 약 44g)이 기준이다.

세 가지 코스 중에서 가장 시작하기 쉬운 제한식인 만큼 내장지방을
빼는 효과도 한정적이다. 확실한 효과를 얻고 싶다면 앞에서 소개한
두 가지 코스를 선택하길 바란다.

주식을 먹는다면 '검은색 음식'을 먹는다. 현미, 흑미, 적미,
통밀빵, 통밀파스타, 메밀 함량 100%의 메밀국수 등이다. 이

들은 정제도가 낮은 곡물로 식이섬유 함유량이 풍부해 혈당치 상승을 완만하게 한다.

흰쌀, 빵, 우동 같은 정제도가 높은 '흰색 음식'은 식이섬유 함유량이 낮은 만큼 당질이 체내에 빠르게 흡수되며, 섭취 후 혈당치를 급격하게 상승시키므로 주의한다.

다카오병원의 당질제한 코스

일본 최초로 당질제한을 시작한 다카오병원이 제안하는 당질제한식에는 세 가지 코스가 있다. 다음은 1일 3식을 전제로 한 당질제한식 코스다.

• 슈퍼 당질제한식

3식 모두 밥, 빵 등의 주식을 먹지 않고 그 외에 당질함량이 높은 식품도 제한한다.

한 끼 당 당질 섭취량은 '10~20g'으로, 하루 섭취량은 '당질 30~60g'이 기준이다.

■ 당질제한식의 에너지 생산 영양소 밸런스 ■

코스	당질	지방	단백질
슈퍼 당질제한식	약 12%	약 56%	약 32%
스탠더드 당질제한식	약 30%	약 45%	약 25%
미니 당질제한식	약 41%	약 38%	약 21%

- **스탠더드 당질제한식**

저녁과 아침 또는 저녁과 점심에만 당질을 제한한다. 즉, 한 끼 식사마다 '당질 50~60g'을 섭취하며 당질제한을 완화한다. 하루 '당질 70~100g'이 기준이다.

- **미니 당질제한식**

저녁에만 당질을 제한한다. 아침과 점심에는 '당질 50~60g' 을, 하루 '당질 110~130g'이 기준이다.

세 가지 코스 중에서 가장 시작하기 쉬운 당질제한식이지 만, 확실한 효과를 보고 싶다면 슈퍼 당질제한식이나 스탠더 드 당질제한식을 추천한다.

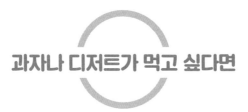

과자나 디저트가 먹고 싶다면

당질을 제한하는 만큼 고기나 생선 외에 서브 반찬(부채)이 되는 채소, 해조류, 버섯류를 사용한 전골이나 철판구이, 채소 볶음 요리로 영양소를 보충한다.

채소는 전반적으로 당질이 낮으며 비타민, 미네랄, 식이섬유, 피토케미컬(Phytochemical) 등의 유익한 영양소가 함유돼 있다. 피토케미컬이란 세포 손상을 억제하는 작용과 유해한 활성산소를 제거하는 항산화작용 등의 유익한 활동을 하는 식물성 화학물질의 총칭이다.

후생노동성의 하루 채소 섭취 권장량은 1일 350g 이상이다.

- 당질함량이 낮은 채소

  - 양배추, 배추, 시금치, 소송채, 케일, 멜로키아 등의 잎채소

  - 브로콜리, 토마토, 피망, 파프리카 등도 당질함량이 적다

- 당질함량이 높은 채소

  ⇒ 이런 채소들은 과도하게 섭취하지 않도록 주의한다

  - 연근, 당근, 백합뿌리 등의 뿌리채소

  - 호박, 누에콩

해조류와 버섯은 비타민, 미네랄, 식이섬유가 풍부하면서도 당질함량이 낮다. 다만 예외적으로 해조류 중에서 건조 다시마($100g$)에는 당질이 $30g$이나 함유돼 있다. 다시마를 우려내어 육수를 만들 때는 괜찮지만 다시마말이, 다시마절임 등 다시마 자체를 먹을 때는 소량만 섭취해야 한다.

건강해 보이는 음식 중에서 주의해야 하는 것이 과일이다.

이미지와 달리 아보카도 이외의 과일에는 다량의 당질이 함유돼 있다(아보카도는 과일이다).

간식이나 디저트로 하루에 두 번 정도 먹어도 되지만 회당 사과는 1/4개, 귤이나 키위는 1/2개, 딸기(과일채소)는 5알이 적정량이다.

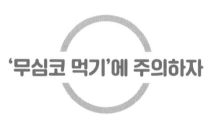

'무심코 먹기'에 주의하자

당질제한을 하면서 "살이 좀처럼 빠지지 않아요", "뱃살이 그대로예요"라며 불만을 토로하는 사람이 있다. 그런 사람들은 자신도 모르는 사이에 무심코 당질을 섭취하고 있을 경우가 많다.

'무심코 먹게' 되는 것은 건강해 보이는 음식에 속아 넘어가는 경우다.

- 일반 메밀국수는 당질함량이 높지만, 메밀 100%인 메밀국수라면 괜찮다
- 짭조름한 전병과자와 쌀과자는 당질함량이 적다

- 설탕은 안 되지만 흑설탕이나 꿀은 괜찮다
- 감자가 원료인 당면은 당질함량이 높지만, 녹두가 원료라면 상관없다

이 내용들은 전부 잘못됐다. 모두 당질 과다섭취로 직결된다. 메밀국수의 재료인 메밀가루는 우동의 원료인 밀가루와 마찬가지로 전분이 주원료다. '밀가루 20% · 메밀 80%' 비율의 메밀국수와 '메밀가루 100%' 비율의 메밀국수 당질함량의 차이는 크게 다르지 않다. 메밀 100%의 메밀국수도 식후 고혈당을 일으키며 내장지방을 쌓는다.

애초에 밀가루 함량에 관계없이 '메밀국수는 담백한 음식이니까 당질함량이 적을 거야'라는 근거 없는 선입견을 가지고 먹는 사람이 많을 것이다.

달콤한 과자는 당질함량이 높다는 사실을 알 수 있는 반면, 짭조름한 전병과자나 쌀과자는 당질함량이 적을 것이라고 착각하는 경우도 많다. 두 가지 모두 쌀로 만든 전분식품으로 당질함량이 높다.

흑설탕, 꿀, 와삼본, 메이플시럽처럼 건강한 이미지인 감미료의 정체도 당질이다. 마찬가지로 식후 고혈당과 내장지방의 축적을 일으킨다.

당면도 건강한 이미지 때문에 당질함량이 적을 것이라고

오해하는 경우가 많지만 숙주의 원료(종자)인 녹두의 주성분도 전분이다. 감자전분이든 녹두전분이든 당면 자체가 당질함량이 높은 식품이라는 사실에는 변함이 없다.

그다음으로 '무심코 많이 먹게' 되는 가공식품의 경우를 살펴보자. 예를 들어 생선에는 당질이 거의 없지만 으깬 생선살로 만든 어육소시지, 구운 어묵, 찐 어묵은 결착제로 '전분'이나 '설탕' 등의 당질을 사용한다. 또한 꽁치양념구이, 고등어된장조림 같은 통조림에도 설탕이 많이 들어가 있다.

마지막으로 '무심코 많이 먹게' 되는 음식은 조미료(조리법)의 함정에 빠지는 경우다. 고기, 어패류, 잎채소처럼 당질함량이 낮은 식재료를 사용해도 설탕, 미림, 소스, 감미료 등 당질이 다량으로 함유된 조미료를 많이 사용하면 당질을 대량으로 섭취하게 된다. 또한 매콤달콤한 소스에는 주로 당질이 많이 들어가므로 주의한다.

과일·채소 100% 주스는 위험

이번에는 당질이 다량으로 들어있는 음료수에 대해서 이야기하겠다. 음료수에 함유된 당질은 수분에 녹아있기 때문에 체내 흡수가 빠르고, 혈당치를 급격하게 상승시키므로 더욱 주의가 필요하다.

콜라 같은 탄산음료나 주스 같은 달콤한 청량음료는 평균 10% 농도의 설탕과 과당이 함유돼 있다. 500ml 페트병 한 병에는 당질 50g 정도가 녹아있는데 이는 각설탕 10개 이상에 해당하는 양이다.

건강한 이미지가 강한 스포츠음료도 당질함량이 높다. 목넘김이 좋은 청량음료처럼 한 번에 꿀꺽꿀꺽 삼키기 때문에 특히 위험하다.

건강한 이미지인 과즙 100% 주스, 과즙믹스 채소주스, 채소 100% 주스에도 다량의 당질이 함유돼 있기 때문에 가능한 한 멀리하길 바란다.

과당은 포도당에 비해 몇 십 배 이상 당화되기 쉽고, 최종당화산물(AGE)을 쉽게 만들어내기 때문에 과일을 특히 주의해야 한다.

우유, 두유에도 당질이 포함돼 있다. 따라서 카페라떼, 두유라떼를 매일같이 마시면 당질 과다섭취로 이어지게 된다.

또한 저지방우유보다 일반우유, 조정두유보다 무조정두유가 당질함량이 낮기 때문에 추천한다.

그렇다면 무엇을 마셔야 할까? 미네랄워터, 반차(중급 품질의 녹차), 보리차, 호지차(찻잎을 센 불로 볶아 만든 일본의 전통차) 등 당질이 함유돼 있지 않은 음료수가 좋다. 커피나 홍차는 설탕 없이 블랙으로 마시길 추천한다.

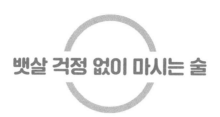

뱃살 걱정 없이 마시는 술

술은 마셔도 된다. 체질적으로 술이 몸에 맞는 사람은 적당히 즐기길 바란다. 그런데 마셔도 되는 술이 있는가 하면 마셔서는 안 되는 술이 있다.

마시면 안 되는 술은 맥주, 일본술 등의 양조주다. 여기에는 알코올 이외에 당질이 다량으로 포함돼 있다.

맥주 한 잔(500$m\ell$)에는 당질 15g 이상, 일본술 한 홉(180$m\ell$)에는 당질 8g 정도 들어있다. 흔히 '술 배'라 불리는 내장지방형 비만의 가장 큰 원인은 맥주에 포함된 당질을 과도하게 섭취했기 때문이다.

양조주라도 드라이 와인은 예외다. 레드와인이나 화이트와인 한 잔에는 1g 미만의 당질이 들어있기 때문에 식사와 함께 1~2잔 정도는 마셔도 괜찮다.

마셔도 되는 술은 증류식 소주, 위스키, 진, 럼주, 보드카 같은 증류주다. 당질이 제로이기 때문이다. 진과 럼주 100ml에는 당질 0.1g의 소량이 들어있어 적당히 마신다면 괜찮다.

최근에 당질제한이 널리 알려지면서 당질 제로인 맥주나 일본술도 등장했는데 이런 양조주라면 마셔도 괜찮다. 반대로 증류주여도 당질함량이 높은 과일주나 토닉워터에 섞어 마시는 것은 안 된다. 증류주를 섞어 마시고 싶다면 당질이 들어있지 않은 탄산수나 미네랄워터를 추천한다.

당질제한식을 시작하기 전 대사증후군이었던 시절, 나는 현미, 생선, 채소 위주의 식사를 하면서 맥주와 일본술을 매일같이 즐겨 마셨다. 그러한 당질 섭취가 내장지방 축적으로 이어졌다.

당질제한식을 시작한 후부터는 당질 제로의 발포주와 소주를 물에 희석해서 먹는 방식으로 바꿔 매일 반주를 즐기고 있다.

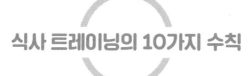

식사 트레이닝의 10가지 수칙

1. 당질을 줄인다. 가능하면 한 끼 식사당 당질을 20g 이하로 한다.

2. 당질을 제한하는 만큼 단백질과 지방이 주성분인 식품을 충분하게 섭취한다.

3. 어쩔 수 없이 주식(밥, 빵, 면류 등)을 먹어야 할 때는 소량만 섭취한다.

4. 물, 보리차 등 당질 제로 음료는 마셔도 되지만 과일주스, 달콤한 청량음료는 자제한다.

5. 당질함량이 낮은 채소·해조류·버섯류는 섭취해도 좋지만 과일은 멀리하는 편이 좋다.

6. 올리브유나 생선기름(EPA, DHA)은 자주 섭취하고, 리놀레산은 멀리한다.

7. 마요네즈(무설탕)나 버터도 먹어도 무방하다.

8. 술은 증류주(소주, 위스키 등), 당질 제로의 발포주는 마셔도 무방하다. 드라이 와인도 적당량이라면 마셔도 좋다. 단, 양조주(맥주, 일본술 등)는 자제한다.

9. 간식이나 안주는 치즈류나 견과류를 중심으로 적당하게 섭취한다. 과자나 말린 과일은 멀리하자.

10. 가능한 한 화학합성첨가물이 들어있지 않은 안전한 식품을 선택한다.

진짜로 무서운 '혈당치의 급격한 변화' ②

건강검진에서 정상 혈당치 판정을 받은 사람도 혈당 스파이크가 일어나는 경우가 있다. 건강검진에서는 식후 혈당치를 측정하지 않기 때문에 모르고 넘어가게 되는 것이다. 건강검진에서 측정하는 수치는 '공복 시 혈당치'와 과거 2개월간의 혈당치 평균을 나타내는 '당화혈색소 수치'다.

공복 시 혈당치 110㎎/㎗ 미만, 당화혈색소 수치 6.5% 미만은 정상으로 간주하는데, 식후 혈당치가 급격하게 상승하더라도 곧바로 정상 수치로 돌아오면 건강검진에서는 정상 수치가 나오지만 혈당 스파이크가 일어날 가능성이 있다. 이처럼 평소 혈당치는 낮지만 식후 혈당치가 급상승(급격하게 변화)하는 유형이 위험하다. 이런 유형의 사람은 혈당치의 평균 당화혈색소 수치가 낮게 나온다. "1,400만 명 이상의 일본인에게 혈당 스파이크가 나타날 가능성이 있다"는 가설이 나올 정도다.

당뇨병 체질인 사람은 정제되지 않은 곡물을 먹으면 위험해질 수 있다. 18년 전 내가 당질제한을 시작하기 전 현미, 생선, 채소 위주의 식사를 했을 때, 건강을 위해 병원에서는 현미를, 집에서는 배아미를 먹었다. 당뇨병이 발병한 후에도 배아미를 먹었는데 식사 1시간 후 혈당치를 측정했을 때 250㎎/㎗까지 올라가서 놀란 적이 있었다(2시간 후 수치가 200㎎/㎗이 넘으면 당뇨병이다). 그다음 날 배아미보다 혈당치를 높이지 않는 현미로 실험을 했다. 그런데도 식사 1시간 후 혈당치는 '228㎎/㎗'까지 올라갔다.

최근에는 식이섬유가 많은 채소부터 먹기 시작해 혈당치 상승을 억제하는 '채소 먼저 먹기'가 유행하고 있는데, 서양인보다 인슐린 분비 능력이 낮은 일본인의 경우 효과가 낮을 가능성이 크다.

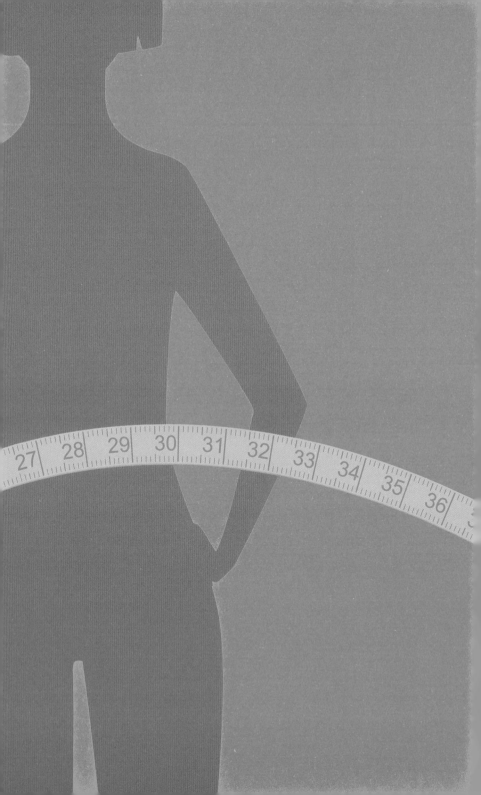

제3장

뱃살
다이어트를 위한
외식 생활 가이드

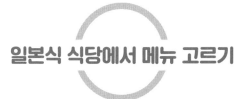

일본식 식당에서 메뉴 고르기

이번 장에서는 외식을 하면서도 당질을 제한하는 방법을 상황별로 소개한다.

첫 번째로 소개하는 곳은 점심때 내가 자주 가는 정식집이다. 사무실 밀집 지역에서 자주 볼 수 있는 일본식 식당에서 판매하는 메뉴에는 당질이 다량으로 함유돼 있다. 밥과 잘 어울리게 설탕이나 미림 같은 당질이 듬뿍 들어간 매콤달콤한 소스를 많이 사용하는데 특히 절임음식과 데리야키의 당질함량이 높다.

주문할 때는 '당질을 제한하고 있다'라고 설명한 후 밥을 빼거나, 반 공기만 부탁한다. 최근에는 당질제한이 널리 알려지면서 요구사항을 이해해주는 식당들도 많다.

일본식 식당에는 덮밥류의 메뉴가 많으며, 1인분에 들어있는 당질함량은 100g 전후다. 만약 덮밥을 먹는다면 밥 양은 3분의 1로 줄인다. 식이섬유가 많은 현미나 오곡밥을 선택하면 더욱 좋다.

생선 종류 중에서는 당질함량이 낮은 생선구이정식, 회정식을 추천한다. 달고 짠 된장조림, 데리야키, 꼬치구이, 된장에 절인 생선구이는 당질함량이 높으므로 피한다.

고기 종류는 돼지고기생강구이, 고기두부, 닭튀김, 샤부샤부 등 당질함량이 낮은 정식메뉴를 추천한다. 돼지고기생강구이 양념에는 설탕, 미림, 전분가루가 들어가지만 소량이기 때문에 먹어도 괜찮다. 고기감자조림, 채소조림, 스키야키는 당질함량이 높으므로 자제한다.

어떤 메뉴를 선택하든 밥을 먹지 않거나 절반으로 줄이고 부족한 칼로리를 보충하기 위해 차가운 두부, 낫토, 반숙 달걀, 나물 등의 반찬을 추가한다. 회처럼 칼로리가 지나치게 낮을 경우에는 고기두부나 닭튀김 등 메뉴를 추가해 칼로리를 보충해야 한다.

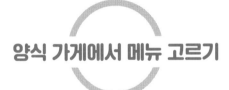

양식 가게에서 메뉴 고르기

이번에는 양식 가게일 경우다. '양식'이란 밥에 잘 어울리게 만든 서양식 요리를 말한다.

정식메뉴에는 밥이나 빵이 세트로 나오는데, 일본식과 마찬가지로 '당질을 제한하고 있다'라며 주문할 때 빼거나 절반만 부탁한다. 주채는 소고기, 돼지고기, 닭고기 등의 스테이크, 구이요리를 추천한다

햄버그를 만들 때는 결착제로 빵가루 등의 전분소재를 사용하는 경우가 많은데 1인분에 당질 15g 정도가 들어있다. 결착제 없이 고기 100%로 만든 햄버그라면 당질이 거의 제로에 가깝기 때문에 괜찮다.

피해야 하는 메뉴는 밀가루나 빵가루의 튀김옷이 두꺼운 튀김이다(앞에서 이야기한 닭튀김은 전분만 사용하므로 과식만 아니라면 먹어도 괜찮다). 특히 으깬 감자를 튀긴 크로켓, 밀가루로 만든 베샤멜소스(화이트 소스)를 넣어 튀긴 게크림크로켓은 당질함량이 높다.

튀김 종류 중에서 당질함량이 낮은 음식은 민스커틀릿, 비프커틀릿, 닭튀김, 새우튀김 등이다(튀김옷이 두꺼우면 먹지 않는다).

주채와 함께 가니쉬로 나오는 경우가 많은 감자튀김, 매쉬포테이토는 감자류로 전분이 많아 제외한다. 가니쉬 구성을 사전에 알고 있다면 주문할 때 빼달라고 한다. 가니쉬를 뺀 만큼 채소샐러드를 추가해 영양소를 보충한다. 닭고기 구이처럼 주채 칼로리가 낮을 때는 닭튀김, 새우튀김 등을 추가로 주문한다.

그 외에 밀가루로 걸쭉하게 만든 크림스튜, 비프스튜, 텅스튜, 그라탕, 도리아 등은 당질함량이 높으므로 주문하지 않는다. 물론 카레라이스, 오므라이스, 하이라이스와 같은 밥 종류, 스파게티 등의 면 종류도 멀리한다.

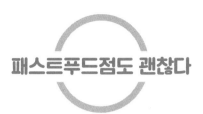

패스트푸드점도 괜찮다

짧은 점심시간 때문에 햄버거 가게나 덮밥 전문점 같은 패스트푸드점을 이용하는 사람도 많다.

햄버거 런치세트로 인기 있는 것은 햄버거, 감자튀김, 콜라 세트. 단품으로 주문하는 것보다 세트로 주문해야 저렴하지만, 세트메뉴로 먹으면 당질 섭취량이 100g을 훌쩍 뛰어넘는다. 이런 식사는 식후 고혈당과 내장지방의 축적을 부른다.

햄버거 대신 추천하는 메뉴는 프라이드치킨이나 치킨너겟이다. 프라이드치킨 2개의 당질은 16~17g, 치킨너겟 5조각의 당질은 10~13g이다. 이걸로 단백질과 지방을 충분히 섭취할 수 있다.

감자튀김 대신 부채로 추천하는 메뉴가 그린샐러드나 코울슬로샐러드다. 부채로 비타민과 미네랄, 식이섬유를 보충한다.

　음료는 콜라 대신 커피나 홍차를 설탕없이 마신다. 콜라가 먹고 싶으면 당질 제로 콜라를 마신다. 과일 · 채소주스는 당질이 다량으로 함유돼 있으므로 피한다.

　당질제한이 널리 알려지면서 '모스버거'에서는 빵 대신 양배추로 햄버거 패티 등의 속 재료를 감싼 햄버거를 판매한다. '모스 야채버거'는 당질 9.6g, '모스 야채 데리야키버거'는 당질 12.0g이다. 이처럼 당질제한식을 해도 햄버거를 먹을 수 있다.

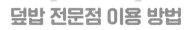

덮밥 전문점 이용 방법

이어서 덮밥 전문점이다. 소고기덮밥은 보통 사이즈여도 당질 90ℊ이 넘는데, 최근에는 덮밥 이외의 다양한 종류의 메뉴들이 출시되면서 당질제한이 가능해졌다.

기본적인 식사 방식은 밥을 제외한 만큼, '국 한 그릇 + 세 가지 반찬'에 반찬 1개를 추가하는 '국 한 그릇에 네 가지 반찬'이다. '국+ 주채 2개 + 부채 2개' 또는 '국 + 주채 1개 + 부채 3개'이다.

주채에 더하고 싶은 반찬은 밥 위에 올라가는 소고기나 돼지고기, 양파를 접시에 따로 담아 판매하는 단품메뉴다(식당에 따라 사이드메뉴로 제공된다). 단백질과 지방을 충분히 섭취하는 동시에 당질 섭취량을 9~10g으로 줄일 수 있다. 칼로리가 부족하지 않도록 곱빼기로 주문해도 되며, 소고기나 돼지고기를 함께 먹어도 된다.

부채로 채소샐러드를 선택할 때는 감자로 만든 감자샐러드, 우엉이 들어간 우엉샐러드는 당질함량이 높기 때문에 제외한다.

소고기덮밥 체인점에서 판매하는 채소샐러드는 사이즈가 작기 때문에 2개를 주문하거나 채소절임을 추가해 부족한 채소를 보충한다. 차가운 두부, 달걀(날달걀, 반숙 달걀, 달걀조림 등)은 주채와 마찬가지로 양질의 단백질과 지방을 보충한다.

국은 담백한 미역된장국이 좋다. 돼지고기된장국 안에 들어있는 토란이나 뿌리채소 등 당질함량이 높은 재료는 피해서 먹는다.

나도 가끔씩 가는 덮밥 전문점 '스키야'의 '덮밥 라이트'는 밥 대신 두부가 들어가기 때문에 보통 사이즈를 먹으면 당질 섭취량은 20g 이하가 된다.

뷔페 식당은 당질을 제한하기 쉽다

좋아하는 음식을 마음대로 골라 먹을 수 있는 뷔페는 되레 당질을 제한하기 쉬운 곳이다. 당질함량이 낮은 요리를 마음껏 골라 먹을 수 있을 뿐만 아니라 당질이 조금 많은 요리도 양을 조절해서 먹을 수 있다.

이 책에서는 아침을 굶는 1일 2식을 추천하는데 여행지 호텔 조식뷔페에 나오는 주채는 삶은 달걀, 스크램블 에그, 오믈렛 등의 달걀 요리, 연어, 고등어 등의 생선구이, 햄, 소시지 등이다.

점심이나 저녁에는 로스트비프, 돼지고기구이, 닭꼬치, 생선조림 등이 주채가 된다. 닭튀김은 1개(30g)에 당질 1.5g 정도로 3, 4개 정도까지는 먹어도 된다.

부채는 샐러드, 구운 채소요리, 차가운 두부 등의 두부요리, 푸른 채소의 나물, 버섯볶음, 초무침 등이다. 샐러드바에서는 잎채소, 토마토, 브로콜리 등 당질함량이 낮은 녹황색채소를 중심으로 담고, 당질함량이 높은 뿌리채소는 가능한 한 피한다.

채소에 뿌리는 드레싱은 당질함량이 낮은 오일류의 프렌치드레싱, 마요네즈류의 사우전아일랜드드레싱을 사용한다.

칼로리제한식에서는 일본식 깻잎드레싱이나 일본식 드레싱의 저칼로리 논오일(Non-oil) 드레싱을 추천하지만, 논오일 드레싱은 오일을 뺀 만큼 당질을 다량으로 함유하고 있는 경우가 있다. 보통의 드레싱은 '마요네즈'나 '올리브유'를 추천한다.

음료 코너에서는 블랙커피나 설탕을 넣지 않은 홍차를 마시는 것이 기본이지만 우유를 10ml 정도 넣는 것은 괜찮다. 당질 제로 콜라가 있다면 그것도 괜찮다. 과일 · 채소주스나 카페라테처럼 우유가 들어간 음료는 당질함량이 높으므로 마시지 않는다.

패밀리 레스토랑도 실천하기 쉽다

패밀리 레스토랑도 메뉴가 다채로워 당질을 제한하기 쉽다.

기본적으로 밥이나 빵 등의 주식이 세트로 나오는 런치(정식)메뉴는 피하고, 단품으로 주문한다. 물론 카레라이스나 오므라이스 같이 밥이 함께 나오는 메뉴, 파스타나 우동 등의 면류도 피한다.

패밀리 레스토랑은 주로 스테이크 요리가 유명하다. 주채로는 닭고기, 소고기, 돼지고기를 구운 스테이크를 주문한다. 가니쉬로 나오는 감자튀김, 매쉬포테이토, 옥수수는 당질함량이 높으므로 먹지 않는다. 패밀리 레스토랑에서 나오는 돈가스류의 튀김요리는 튀김옷이 두꺼워 당질함량이 높으므로 먹지 않는 것이 좋다.

생선요리로는 고등어구이가 있으면 주문한다. 된장조림, 된장에 절인 생선구이는 당질함량이 높으므로 주문하지 않는다. 생선요리는 칼로리가 낮으므로 '고기요리 + 생선요리'로 부족한 칼로리를 보충해도 좋다.

주채를 정했다면 이번에는 채소샐러드와 국을 주문한다. 밥, 빵, 면류를 제외한 만큼, 채소샐러드는 아보카도, 생 햄, 두부, 새우 같은 저당질 반찬으로 자칫 부족할 수 있는 칼로리를 보충한다. 국은 된장국, 미역국, 달걀국, 맑은 수프 등을 추천한다.

패밀리 레스토랑의 미네스트로네, 양파그라탕수프, 클램차우더, 콘포타주 등은 당질함량이 높아 제외한다.

샐러드는 잎채소, 녹황색채소를 중심으로 고르고, 드레싱도 당질함량이 낮은 드레싱이나 마요네즈, 올리브유를 뿌린다.

음료수는 설탕을 넣지 않은 커피나 홍차를 마신다.

편의점 도시락도 이렇게 먹으면 된다

편의점 도시락이나 면 종류는 당질함량이 높아 멀리해야 하지만 반찬메뉴를 잘 고르면 당질을 제한할 수 있다. 편의점에서도 기본은 '국 한 그릇 + 네 가지 반찬'이다. '국 + 주채 2개 + 부채 2개' 또는 '국 + 주채 1개 + 부채 3개'이다.

주채를 고를 때는 연어, 고등어, 임연수어 등 소금구이가 좋다. 생선구이는 당질이 거의 제로이며, 단백질과 지방을 충분히 섭취할 수 있다. 된장에 절인 제품은 멀리한다.

육류는 저당질의 돼지고기생강구이, 닭고기숯불구이로 단백질과 지방을 섭취한다. '생선요리 + 고기요리'로 함께 먹어도 좋다. 계산대 옆에서 판매하는 닭꼬치는 당질함량이 높은 양념 닭꼬치보다 소량으로 함유돼 있는 소금구이 닭꼬치가 좋다. 함께 판매하는 크로켓이나 튀김은 튀김옷이 두꺼워 당질함량이 높으므로 피한다.

이어서 부채다. 먼저 샐러드부터 살펴보자. 잎채소, 토마토, 브로콜리 등 녹황색채소를 먹는다. 잎채소 나물, 참깨로 무친 나물, 포장된 믹스 채소, 믹스 해조류 등도 추천한다. 모두 저당질이며 비타민, 미네랄, 식이섬유를 섭취할 수 있다. 영양성분표시에 당질함량이 낮은 제품을 고른다.

샐러드 중에서도 돼지고기 샤부샤부, 참치, 삶은 달걀, 닭가슴살 등을 토핑한 제품이라면 단백질을 섭취하는 동시에 포만감까지 충족시킬 수 있다. 샐러드용 드레싱은 프렌치드레싱, 사우전아일랜드드레싱, 마요네즈처럼 당질함량이 낮은 드레싱을 선택한다.

샐러드 중에서 피해야 하는 것은 감자샐러드, 마카로니샐러드, 호박샐러드, 파스타샐러드 등이다. 전분식품으로 당질함량이 높기 때문이다. 그 외에 차가운 두부, 낫토, 달걀말이 등 단백질과 지방이 풍부한 부채를 선택해도 좋다.

인스턴트 된장국, 미역국, 중국식 수프, 맑은 수프도 저당질이다. 여러 번 이야기했듯이 된장국에 토란과 뿌리채소 건더기가 들어있다면 당질함량이 높으므로 빼고 먹는다.

치킨샐러드와 어묵은 편의점 추천 메뉴

편의점 추천 메뉴는 치킨샐러드다. 삶은 닭가슴살이 들어간 샐러드로 모든 편의점에서 판매하고 있다.

치킨샐러드는 당질 1g 미만, 단백질 20g 이상의 전형적인 '저당질·고단백 식품'이다(크기나 종류에 따라 다소 차이가 있다). 허브나 향신료로 맛을 내는 등 다양한 소스의 제품이 있다.

심플한 그린샐러드에 치킨을 토핑하면 푸짐한 양과 더불어 영양적인 면에서도 만점인 '내 맘대로 샐러드'가 완성된다. 여기에 올리브유를 뿌리면 풍미뿐만 아니라 지방(에너지)까지 확실하게 보충할 수 있다.

쌀쌀한 계절에는 편의점 어묵을 추천한다. 편의점에 따라 차이는 있지만 9월부터 이듬해 3월까지 판매하는 경우가 많다.

어묵은 당질제한식의 든든한 친구다. 종류에 따라 어묵만으로도 충분한 한 끼 식사가 된다. 추천하는 메뉴는 저당질·고단백 식품인 달걀, 소 힘줄, 간모도키(으깬 두부와 채소를 섞어 튀긴 두부볼), 문어, 생선완자, 두부튀김, 구운두부 등이다. 주채에 해당한다. 이어서 추천하는 메뉴는 단백질 이외의 저당질 영양소인 무, 곤약, 실곤약, 양배추롤 등이다. 이것은 부채에 해당한다.

어묵 중에서 당질함량이 높은 것은 감자, 떡이 들어간 유부주머니, 다시마다. 결착제로 전분을 사용해 밀가루로 반죽한 한펜(다진 생선살에 마를 갈아 넣고 찐 어묵), 구운어묵(치쿠와), 고구마튀김, 우엉말이도 당질함량이 높으니 멀리한다.

그중에서도 일본 관동지역에서 자주 먹는 '치쿠와부'는 밀가루 반죽을 치쿠와 모양으로 만든 어묵으로 1개에 당질함량이 20g에 가깝기 때문에 멀리해야 한다.

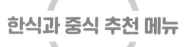

고깃집에서도 당질을 제한하기 쉽다. 등심, 갈비, 우설, 안창살, 삼겹살 등 부위에 관계없이 소고기나 돼지고기의 당질은 제로에 가깝다.

고기에는 양질의 단백질과 지방이 포함돼 있어 배부르게 먹어도 된다. 단 규탕(우설구이)은 당질이 높기 때문에 소금, 참기름에 찍어 먹도록 한다.

한국식 불고기는 김치와 함께 깻잎이나 상추에 싸서 먹는 방법을 추천한다. 채소를 같이 먹으면 포만감도 높아진다. 나물, 김치류의 채소요리, 순두부찌개 등의 두부 요리도 저당질에 영양소가 풍부하다.

고깃집이나 한식집에서 판매하는 음식 중 당질함량이 높은 요리는 찹쌀이 들어간 삼계탕, 후식 메뉴인 냉면과 돌솥비빔밥, 밀가루가 들어간 부침개, 매콤달콤한 떡볶이, 닭고기와 채소를 함께 볶은 닭갈비 등이다.

중국요리나 라멘가게에는 당질함량이 높은 메뉴가 많다. 잘 알겠지만 볶음밥, 일본식 계란덮밥, 게살달걀덮밥, 중국식 죽과 같은 밥류, 라멘, 볶음메밀국수 같은 면을 사용한 요리는 당질함량이 높다. '라멘 + 밥', '라멘 + 볶음밥(소)' 같은 점심 세트 메뉴는 '더블 당질'로 식후 고혈당을 일으켜 내장지방을 축적하는 위험한 메뉴 구성이다.

우동·메밀국수 전문점에서 파는 '메밀국수 + 미니돈가스덮밥', '튀김우동 + 유부초밥' 같은 '더블 당질'도 반드시 피해야 하는 메뉴다.

간식으로 자주 먹는 만두와 딤섬 만두피에는 밀가루가 다량으로 들어가 있기 때문에 당질함량이 높다. 1개당 당질 3~4g으로 1인분을 먹으면 당질 20g 정도를 섭취하게 되는 셈이다. 먹고 싶을 때는 1~2개 정도만 먹는다.

주채 중에서 전분과 설탕이 들어가 끈적끈적하고 달콤한 탕수육, 생선탕수육, 마파당면은 모두 당질함량이 높다.

당질함량이 낮은 주채는 목이버섯과 달걀볶음요리, 중국식 닭가슴살샐러드, 팔보채, 고추잡채, 회과육, 마파두부, 간&부추볶음 등이다. 당질함량은 1인분에 10g 전후다. 칼로리와 양이 부족하다면 2개를 주문해도 된다.

부채로는 나물, 중국식 차가운 두부, 피단두부, 국은 시큼한 중국식 산라탕이나 달걀국이 당질함량이 낮다.

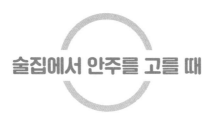

술집에서 안주를 고를 때

술을 마신다면 닭꼬치 전문점을 추천한다. 닭꼬치는 기본적으로 당질이 제로다. 닭고기파꼬치, 닭 모래주머니, 간, 염통, 꼬리부위, 껍질, 연골, 닭고기완자, 닭 날개와 여기에 구운 표고버섯, 고추, 아스파라거스 등도 당질이 제로에 가깝다.

고기와 마찬가지로 닭꼬치도 양념구이가 아닌 '소금구이'를 먹어야 한다. 설탕과 미림이 들어간 달콤한 양념을 발라 구우면 그만큼 당질 섭취량도 늘어난다. 예를 들어 꼬치 1개에 들어있는 당질함량이 낮아도, 여러 개를 주문하면 자신도 모르는 사이에 당질을 과다하게 섭취하게 된다.

닭꼬치와 채소볶음 외에도 풋콩, 차가운 두부, 달걀조림, 양배추, 양파슬라이스, 차가운 토마토, 채소샐러드, 나물, 절임반찬 등 저당질의 사이드메뉴로 단백질, 비타민, 미네랄, 식이섬유를 보충한다.

당질이 다량으로 함유돼 있는 메뉴는 감자샐러드, 감자튀김, 크로켓, 고기감자, 일본식 야채조림, 호박조림, 우엉조림, 당근조림 등이다.

선술집도 추천한다. 닭꼬치 외에도 회나 임연수어, 고등어나 꽁치 등 생선구이, 소고기 큐브스테이크 등이 저당질이다. 주채로 당질함량이 높은 요리는 생선조림, 된장에 절인 생선구이, 튀김옷이 두꺼운 튀김, 군만두, 딤섬 등이다.

닭꼬치 전문점이나 선술집에서도 후식을 먹을 때는 주먹밥, 초밥, 오차즈케(녹차를 우려낸 물에 밥을 말아 먹는 음식_옮긴이), 메밀국수, 볶음메밀국수 등 주식 메뉴는 피한다. 또한 아이스크림 같은 디저트도 자제한다.

집밥 메뉴로는 전골을 추천

집에서 먹을 때에 대해서도 간단히 알아보자.

특히 간단하게 해 먹을 수 있는 메뉴가 전골이다. 모둠전골, 백숙, 해물전골, 창코나베(냄비에 생선, 고기, 채소 등을 큼직하게 썰어 넣고 끓인 요리_옮긴이)는 간단하게 만들어 먹을 수 있다. 우리 집에서는 전골요리를 자주 먹는다.

전골요리는 고기, 어패류, 두부, 채소, 해조류, 버섯류 저당질의 재료를 마음껏 넣는다. 가능한 한 많은 재료를 사용해 당질 이외의 영양소를 골고루 보충한다.

한국식 찌개 중에서도 순두부찌개는 저당질인 동시에 다양한 재료가 들어가 있어 영양의 밸런스가 좋은 요리다. 넉넉하게 끓이면 다음 날까지 먹을 수 있어 편리하다.

양념은 설탕이나 미림 등의 당질함량이 높은 조미료 대신 육수, 간장, 소금을 추천한다. 시중에 판매되는 인스턴트 전골요리와 폰즈소스는 당질이 다량으로 함유돼 있기 때문에 사용하지 않도록 한다. 또한 전골요리의 마무리로 죽을 끓이거나 우동이나 라면 사리를 넣어 먹는 것도 자제한다.

소고기를 먹는다면 샤부샤부를 추천한다. 혈당치를 높이지 않는 인공감미료 에리스리톨을 사용하면 스키야키도 즐길 수 있다. 나도 라칸토S(일본의 조미료_옮긴이)를 사용해 가끔씩 스키야키를 먹는다.

편의점에서 판매하는 손질된 샐러드채소도 추천한다. 손질된 샐러드채소는 바로 먹을 수 있어 편리하다. 한 봉지에 100~150g 정도의 채소를 섭취할 수 있으며 1인분으로 충분한 양이다.

손질된 샐러드채소는 얇게 썬 소고기나 돼지고기와도 잘 어울린다. 프라이팬에 올리브유나 버터를 넣고 손질된 샐러드채소와 고기를 함께 넣어 볶은 후 소금과 후추로 간만 하면 끝이다. 주채와 부채를 겸한 훌륭한 한 끼 식사가 준비된다.

손질된 샐러드채소는 로스햄, 비엔나소시지 또는 참치캔, 꽁치캔과 함께 먹어도 맛있다. 또한 샐러드채소를 전자레인지를 사용해 조리하면 손쉽게 맛있는 요리를 만들어 먹을 수 있다. 전자레인지에 넣을 수 있는 '내열 용기'나 '실리콘 용기'에 손질된 샐러드채소 위에 고기를 넓게 펴서 얹은 다음 전자레인지를 돌리기만 하면 된다. 이 조리법은 채소에서 나오는 채즙으로 고기를 익히기 때문에 더욱 맛있다.

그다음에는 좋아하는 저당질의 소스로 양념을 더하기만 하면 된다. 고기 대신 연어, 대구 등 흰살생선을 사용해도 좋다.

진짜로 무서운 '고인슐린혈증'

"혈중 인슐린 수치가 높은 남성은 낮은 남성에 비해 대장암에 걸린 확률이 최대 3배 이상 높다."

_후생노동성 연구소 연구 결과, 2007년

"내인성이자 외인성으로 순환하는 인슐린 농도가 증가하면 중병(암)의 발병과 사망률이 높아진다."

_캐나다의 서맨사 박사 발표 연구 결과, 2005년

여기서 말하는 '내인성'이란 췌장에서 분비하는 인슐린을 가리키며, '외인성'이란 주사 등을 사용해 외부에서 주입하는 인슐린을 가리킨다. 혈중 인슐린이 지나치게 증가하는 것을 '고인슐린혈증'이라고 한다.

인슐린에는 성장 작용이 있어 고인슐린혈증은 정상세포 외에 암세포까지 성장시킨다. 또한 고인슐린혈증은 알츠하이머 발병과도 연관돼 있다.

추가 분비된 인슐린은 뇌에도 영향을 미쳐 역할을 끝내고 나면 인슐린 분해효소로 분해된다. 인슐린 분해효소는 알츠하이머병 원인 중 하나로 알려진 '베타아밀로이드(β-amyloid)'의 분해도 담당한다.

국립장수의료연구센터의 건망증센터장을 맡고 있는 사쿠라이 다카시 선생에 따르면 고인슐린혈증에 걸리면 인슐린 분해효소가 인슐린 분해에 집중하는 사이 베타아밀로이드 분해를 소홀히 하는 바람에 뇌 안에 베타아밀로이드가 남게 된다고 한다. 이것은 알츠하이머 발병과 관련돼 있다.

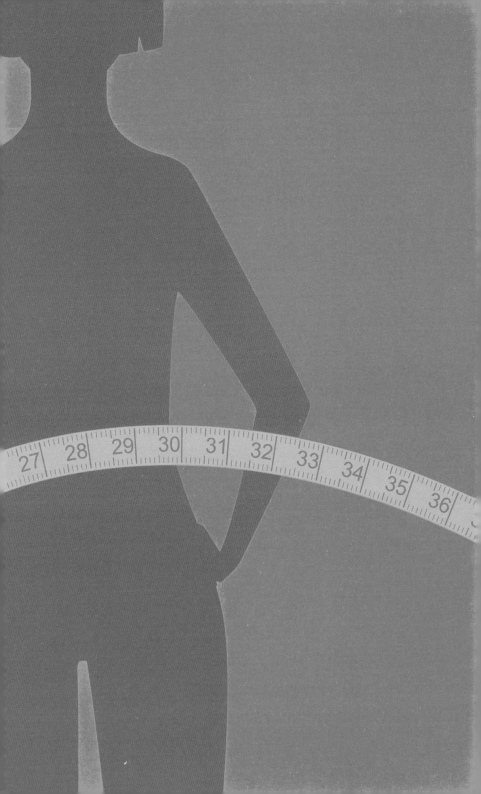

제4장

지방은 먹어도
살찌지 않는다

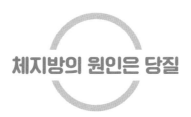

체지방의 원인은 당질

어떻게 하면 내장지방을 뺄 수 있는 것일까? 그 구조를 정확하게 알면 다이어트와 건강에 큰 도움이 된다.

당질제한으로 비만을 해결할 수 있는 이유는 '비만호르몬'이라 불리는 인슐린의 움직임을 통제할 수 있기 때문이다. 인슐린은 당질을 섭취했을 때 췌장에서 분비되는 호르몬으로 혈당치를 낮추는 역할을 담당한다.

밥, 빵, 면, 과자, 청량음료를 섭취하면 체내에 당질이 분해·흡수돼 혈당치를 높인다(혈액에 함유돼 있는 당질이 혈당, 그 수치가 혈당치다). 인슐린은 24시간동안 조금씩 분비되지만 당질함량이 높은 식사를 하면 대량의 인슐린이 추가로 분비된다. 내장지방이 쌓이게 되는 출발점이다.

당질 섭취로 혈당치가 급상승하면 높아진 혈당치를 낮추기 위해 췌장에서 대량의 인슐린을 분비한다. 이 과정에서 혈당이 근육과 지방세포에 흡수돼 혈당치를 낮춘다. 근육세포는 에너지원으로 사용하고 남은 포도당을 글리코겐으로 저장한다. 인슐린은 간에서도 작용하며 글리코겐을 저장한다.

개인차가 있지만 일반적으로 간에는 $70 \sim 80g$, 근육에는 $200 \sim 300g$ 정도의 글리코겐을 저장한다. 삼시세끼 당연하듯 식사를 하고 나서 몸을 움직이지 않으면 간과 근육에 있는 글리코겐 저장고는 항상 가득 차 있는 상태가 된다.

그런데 당질 섭취로 혈당치가 올라가면 기존에 남아 있던 혈당을 다른 곳에 저장시켜서라도 혈당치를 낮추지 못하면 건강을 해치게 된다. 이렇게 간과 근육에서 글리코겐을 더 이상 저장하지 못하면, 인슐린이 지방세포에 쌓여 중성지방으로 저장하는 작업이 활발하게 이루어진다.

이것이 내장지방을 비롯한 체지방의 정체다. 체내에 쌓인 중성지방을 '체지방'이라고 한다. 즉, 당질을 대량으로 섭취하면 체지방이 계속해서 쌓인다.

지방을 체지방의 원료라고 생각해 지방이 들어간 음식을 피하는 사람이 많은데, 체지방의 원료는 대부분 당질이다.

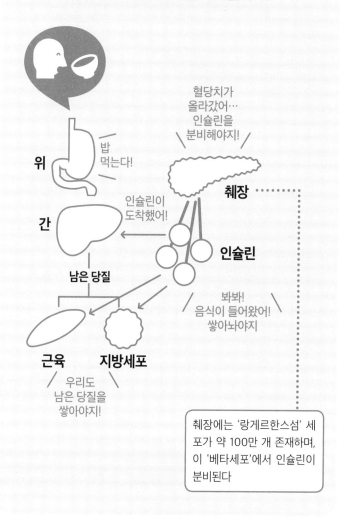

지방을 먹어도 체지방이 되지 않는다

조금 더 자세하게 설명하겠다.

체지방의 정체인 중성지방은 3개의 지방산과 1개의 글리세롤로 이뤄져 있다. 그중 글리세롤을 대사하는 효소가 지방세포에는 없다.

조금 어려운 이야기이지만 무슨 말인가 하면 지방을 섭취한다고 해서 그대로 체지방이 되는 것은 아니라는 말이다. 지방세포에 분해된 글리세롤은 간으로 옮겨져 당질로 이용된다.

이처럼 인슐린은 세포에 혈당을 흡수시킬 뿐만 아니라 체지방 분해를 억제하고, 체지방 합성을 촉진하기도 한다. 이것이 인슐린을 비만호르몬이라고 부르는 이유다.

여러 차례 이야기하지만 체지방이 쌓이는 이유는 지방이 아닌 당질의 과다섭취가 원인이다. 일본인은 평균적으로 식사의 약 60%를 당질(칼로리 대비)로 섭취하기 때문에 당질제한이 반드시 필요하다.

당질을 제한하면 식후 고혈당이 억제돼 인슐린의 대량 분비도 피할 수 있다. 인슐린이 비만호르몬의 나쁜 역할을 하지 않기 때문에 내장지방의 축적도 피할 수 있다.

또한 내장지방을 비롯한 체지방 분해가 식사 중에도 논스톱으로 이어져 비만과 대사증후군을 빠르게 해결한다.

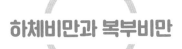

하체비만과 복부비만

앞에서 이야기했듯이 체지방은 축적되는 장소에 따라 피하지방과 내장지방으로 나뉜다.

- 피하지방 : 피부 바로 밑에 쌓여있는 지방
- 내장지방 : 장기 등의 소화기관을 고정하기 위해 막으로 쌓여있는 지방

피하지방은 복부 주변이나 엉덩이, 허리 주변에 쌓이기 쉽고 과도하게 쌓이면 '하체비만'을 초래한다. 하체비만 모양이 서양배를 닮았다고 해서 '서양배형 비만'이라고도 부른다.

한편 내장지방이 과도하게 쌓이면 복부가 불룩 튀어나오는

▪ 피하지방의 역할 ▪

완충재 역할	피하지방은 우리 몸 전체를 덮고 있으며, 외부의 공격을 완화하는 쿠션 역할을 한다.
단열재 역할	지방은 열 전달력이 약해 외부 기온이 낮아져도 일정 체온을 유지한다. 인류가 극한의 빙하기에서 살아남을 수 있었던 이유는 옷을 입은 지혜와 더불어 피하지방이 있었기 때문이다.
비축 에너지 역할	피하지방에는 혈관이 띄엄띄엄 분포돼 있어 활동 에너지원으로 사용하기 힘들다. 반면 기아 등 긴급 상황에서는 비축 에너지로 큰 도움을 받는다. 다이어트를 시작했을 때 피하지방을 빼기 힘든 이유는 만일의 상황을 대비해 피하지방을 에너지원으로 사용하기 때문이다.

데 이 모습이 사과를 닮았다고 해서 '사과형 비만'이라고도 부른다.

살이 찌면 피하지방과 내장지방이 모두 쌓이게 되는데 둘 중에 먼저 빼야 하는 지방은 내장지방이다.

피하지방은 크게 세 가지 중요한 역할을 맡고 있는데 완충재, 단열재, 비축 에너지 역할이다. 적당한 피하지방은 우리 몸에 반드시 필요하다.

내장지방이 나쁜 호르몬을 증가시킨다

똑같은 체지방이라도 피하지방과 내장지방의 역할은 크게 다르다.

두 지방 모두 지방세포의 축적물이지만, 내장지방의 지방세포는 호르몬을 활발하게 분비시킨다. 지방세포는 체지방을 쌓을 뿐만 아니라 호르몬을 전신에 분비한다.

호르몬에는 '착한 호르몬'과 '나쁜 호르몬'이 있다. 내장지방이 과도하게 쌓이면 착한 호르몬은 줄고, 나쁜 호르몬이 증가해 각종 질병을 일으키기 쉽다.

대표적인 착한 호르몬은 아디포넥틴(Adiponectin)이다. 혈당치를 낮추는 인슐린의 효과를 높인다. 불필요한 지방을 태우

■ 내장지방이 분비하는 나쁜 호르몬 ■

TNF-α	인슐린 저항성을 악화시켜 혈당치를 떨어뜨리기 어렵게 한다.
앤지오텐시노겐	혈압을 높인다.
PAI-1	혈관 안에서 혈액이 굳는 '혈전' 용해를 방해한다.

거나 혈관을 회복시키고, 혈관을 확장시켜 혈압을 적절하게 낮추는 역할도 한다. 그런데 내장지방이 과도하게 쌓이면 착한 호르몬인 아디포넥틴의 분비가 줄고 반대로 나쁜 호르몬의 분비가 활발해진다.

내장지방이 분비하는 나쁜 호르몬에는 TNF-α(Tumor necrosis factor-alpha), 앤지오텐시노겐(Angiotensinogen), PAI-1(Plasminogen activator inhibitor-1) 등이 있다. 모두 나쁜 호르몬이며 과도하게 쌓인 내장지방으로 인해 증가한다.

피하지방은 나쁜 호르몬을 내장지방의 2분의 1에서 3분의 1정도로 분비한다. 피하지방보다 내장지방을 먼저 빼야 하는 중요한 이유다.

그 외에 지방세포는 렙틴(Leptin) 호르몬을 분비한다. 렙틴은 뇌에서 작용해 식욕을 억제하고 포만감을 일으키며, 자율신경 중 교감신경을 자극해 에너지 대사를 활발하게 한다.

또한 폭식을 방지하고 대사를 높여 체지방이 늘어나지 못하게 하는 역할도 한다.

렙틴은 그리스어로 '마르다'라는 의미의 '렙토스(Leptos)'에서 유래됐는데 렙틴이 활발하게 분비되면 누구나 살이 찌지 않게 된다.

연구에 따르면 살이 찐 사람은 렙틴이 분비돼도 효과가 떨어진다는 사실이 밝혀졌다. 뇌에서 렙틴을 받아들이는 센서가 둔화되기 때문이다. 즉, 내장지방이 과도하게 쌓여 살이 찌면 렙틴이 분비돼도 살이 잘 빠지지 않는다.

중년이 되면 내장지방이 늘어나기 쉽다

체지방은 피하지방에서 내장지방 순서로 쌓인다.

처음에는 우리 몸에 반드시 필요한 피하지방으로 축적되지만 과도하게 쌓이면 내장지방으로 바뀐다. 더구나 살이 찌면 지방이 쌓이지 않아야 할 간과 근육에까지 지방이 쌓이는 '이소성지방'이 된다.

특히 여성은 45~55세 전후 폐경을 거치면서 내장지방이 쉽게 늘어난다. 여성호르몬은 피하지방을 쌓는 역할을 하는데 이것은 임신과 출산에 관련해 골반 내 장기를 지키기 위해서다. 그래서 살이 찐 여성 중에는 골반 주변에 피하지방이 쌓이는 '서양배형 비만'이 많다.

폐경을 거치면서 여성호르몬의 분비량은 급격하게 줄어든다. 그로 인해 피하지방보다 내장지방이 쌓이기 쉽다. 여성의 경우 폐경이 오기 전까지는 피하지방이 조금씩 늘어나지만, 폐경 후에는 이전에 비해 2배 이상의 속도로 증가한다. 따라서 중장년층 여성들은 남성처럼 배가 나오는 '사과형 비만'이 증가한다.

반면, 젊은 여성 중에는 표준 체질량지수(BMI)에 겉으로 봤을 때 뚱뚱해 보이지 않아도 내장지방을 숨기고 있는 사람이 많다.

참고로 칼로리를 제한하는 다이어트는 근육량과 기초대사량이 떨어지고 내장지방이 늘어나는 경우가 많다.

....

■ 체질량지수(BMI) 산출하기 ■

비만은 쓸데없는 체지방이 과도하게 쌓인 상태로, 체질량지수(BMI, 체중
을 미터로 환산한 키의 제곱으로 나눈 숫자) 25 이상을 말한다.
키 165cm에 체중이 70kg이라면 '70÷(1.65×1.65)≒25.7'으로 비만 판정
을 받는다.
아래의 계산식에 대입해 자신의 BMI를 산출해보자.

$$\text{BMI(비만 판정)} = \frac{\text{체중(kg)}}{\text{키(m)} \times \text{키(m)}}$$

후생노동성의 〈2017년 국민건강·영양조사〉 자료를 보면, '일본인의 식
사섭취기준'(2015년)의 표준 BMI 수치는 18~49세 '18.5~24.9', 50~69세
'20.0~24.9', 70세 이상은 '21.5~24.9'이다.
나는 키 167cm에 체중 57kg으로 '57÷(1.67×1.67)≒20.4'로 표준범위 안
이다.
20대 남성 4명 중 1명(26.8%)이 BMI 수치 25 이상인 비만이다. 나이가
많을수록 비만율이 높아지며, 40대는 연령대 중 가장 높은 3명 중 1명
(35.3%)이 비만이다. 20~60대의 평균 비만율은 약 33%다.
여성은 20대의 비만인 사람이 적지만 30대 이후에서 상승세를 나타내
며 비만 인구의 비율이 급증한다. 70대 이상에서 비만율이 가장 높으며,
40~60대의 평균 비만율은 약 22%다.

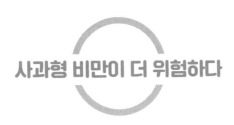

사과형 비만이 더 위험하다

똑같은 비만이라도 피하지방이 많은 '서양배형 비만'보다 내장지방이 많은 '사과형 비만'이 질병에 걸릴 위험이 높다.

내장지방이 많은 사과형 비만은 거대해진 내장지방에서 나쁜 호르몬이 거침없이 분비돼 비만에 상관없이 혈당치, 혈압, 중성지방수치를 올려 심장병, 뇌졸중 같은 생명과 연관된 질병에 걸리기 쉽다.

이러한 위험 때문에 일본에서는 2008년부터 대사증후군 진단을 시작했다. 40~74세까지 공적의료보험 가입자 전원을 대상으로 실시하는 특정건강검진·특정보건지도다.

대사증후군(Metabolic syndrome)은 내장지방질환군이라고도

■ 대사증후군 진단 기준 ■

복부둘레(배꼽 높이에서 측정)	남성 85㎝ 이상, 여성 90㎝ 이상
혈당치	공복 시 혈당치 110mg/dℓ 이상
혈압	수축기혈압 130mmHg 이상 또는 이완기혈압 85mmHg 이상
HDL콜레스테롤수치· 중성지방수치	HDL콜레스테롤 40mg/dℓ 미만 또는 중성지방수치 150mg/dℓ 이상

_출처: 일본동맥경화학회 등 8개 학회가 정한 진단 가이드라인

불린다. 내장지방이 과도하게 쌓였을 때 발생하는 혈당, 혈압, 중성지방수치의 이상을 의미한다.

대사증후군은 동맥이 좁아지고 딱딱해져 혈관이 막히게 되는 동맥경화를 일으킨다. 심장병, 뇌졸중은 동맥경화 때문에 발생한다.

대사증후군 진단은 배꼽 높이에서 측정한 복부둘레가 남성 85㎝, 여성 90㎝ 이상이 기준이다(배꼽 높이의 내장지방 단면적이 100㎠에 해당한다). 이 수치를 넘으면 내장지방에서 분비되는 착한 호르몬이 줄어들고, 나쁜 호르몬이 증가한다.

식사 트레이닝을 시작하기 전인 52세 때 촬영한 내 내장지

방 CT의 단면적은 126㎠였다. 완벽한 내장지방형 비만으로 고혈당과 고혈압으로 고생했다.

복부둘레 조건과 혈당치, 혈압, 지방수치(HDL콜레스테롤과 중성지방수치) 중 두 가지 이상이 진단 기준에 해당하면 대사증후군 진단을 받는다.

오랫동안 믿어왔던 비만의 원인

대사증후군 진단을 받으면 내장지방을 빼기 위해 식단을 관리해야 한다. '칼로리제한'과 '지방제한'으로 내장지방을 빼라는 권유를 받는다. 하지만 이것으로는 내장지방이 잘 빠지지 않는다. 게다가 꾸준히 관리하기도 어렵다.

이미 이야기했듯이 내장지방이 쌓이는 원인은 지방이 아닌 당질 과다섭취에 있다. 의사의 권유대로 칼로리와 지방을 제한해도 극심한 공복감 때문에 지속하기 어렵다. 내장지방을 빼는 데는 당질제한이 가장 효과적이다.

오랫동안 비만의 원인을 지방의 과다섭취 때문이라고 믿어왔다. 그 이유는 먹으면 칼로리(에너지)가 되는 3대 영양소(단백질, 지방, 당질)의 1g당 에너지를 비교하면 단백질과 당질은 1g당 4$kcal$이지만, 지방은 1g당 9$kcal$로 2배 이상 높아 고칼로리라고 여겼기 때문이다.

사람들은 단백질과 당질보다 2배 이상 높은 고칼로리의 지방을 섭취하면 살이 찔 것이라는 그럴싸한 이유 때문에 잘못된 상식을 오랫동안 믿을 수밖에 없었다. 그리고 아직도 믿는 사람이 많다. 그런데 그 이유가 단박에 뒤집어졌다.

일본보다 훨씬 비만 인구가 많은 나라이자 비만으로 인한 사망 위험(대다수가 과도한 내장지방 축적이 원인)이 높은 미국에서 '지방 악인설(惡人說)'과 '칼로리 신화(칼로리가 동일할 때는 탄수화물, 지방, 단백질 섭취 비율에 영향을 받지 않는다는 가설_옮긴이)'에 현혹돼 지방 섭취량을 줄이는 대규모 이벤트가 실시됐다.

미국 전역에서 실시된 대규모 이벤트로 1971년부터 2000년까지 30년간 1일 섭취 칼로리에서 지방이 차지하는 비율(이하 '칼로리 대비')을 36.9%에서 32.8%로 4% 이상 줄였다.

그런데 '지방을 줄이면 살이 빠질 것'이라는 예상과 달리 비만율은 14.5%에서 30.9%로 2배 이상 증가했다(전부 남성의 경우, 출처: 〈전미 건강조사〉). 지방을 줄였음에도 불구하고 비만이 늘어난 이유는 당질 섭취량이 늘었기 때문이다.

섭취 칼로리량을 줄이지 않은 상태에서 지방을 줄이면, 그만큼 단백질과 당질을 더 많이 섭취하게 된다.

패스트푸드점에서 판매하는 당질함량이 높은 음식은 단백질이 풍부한 고기나 생선에 비해 가격이 저렴하다. 많은 미국인들은 지방을 줄인 만큼 저렴한 당질을 다량으로 섭취했다. 당질을 과다하게 섭취하는 식생활로 인해 내장지방이 줄기는커녕 비만 인구의 증가를 초래했다.

1971년에는 미국인 남성의 당질 섭취량은 칼로리 대비 42.4%였지만, 2000년에는 49.0%로 6% 이상 증가했다. 이로 인해 비만이 배로 증가했다.

당질이 진짜로 무서운 '과학적 근거' ①

"당질 섭취량을 기준으로 4개 그룹으로 나누었을 때, 당질 섭취량이 높은 그룹일수록 심혈관질환의 발병 위험률이 높아졌다."

_중국 상하이 인구 대상 연구 결과, 2013년, 〈상하이 코호트 연구〉

11만 7,366명을 대상으로 한 대규모 연구의 남녀 비율은 다음과 같다.

- 여성 6만 4,854명(평균추적기간 9.8년)
- 남성 5만 2,512명(평균추적기간 5.4년)

연구 기간 중 여성 120명과 남성 189명에게서 심혈관질환(심장병)이 발병했다. 발병 위험은 하루 당질 섭취량을 4개 그룹으로 나누어 비교했을 때 다음과 같은 결과가 나왔다.

- 여성 심혈관질환 발병 위험
  1. 당질 섭취량 일일 264g 미만 : 1.00
  2. 당질 섭취량 일일 264g~282g 미만 : 1.19
  3. 당질 섭취량 일일 282g~299g 미만 : 1.76
  4. 당질 섭취량 일일 299g 이상 : 2.41

당질 섭취량이 낮으면 낮을수록 심혈관질환(심장병)의 발병 위험이 낮아졌다.

- **남성 심혈관질환 발병 위험**
  1. 당질 섭취량 일일 296g 미만 : 1.00
  2. 당질 섭취량 일일 296g~319g 미만 : 1.50
  3. 당질 섭취량 일일 319g~339g 미만 : 2.22
  4. 당질 섭취량 일일 339g 이상 : 3.20

이 연구는 증거에 근거한 전향적 코호트 연구(한 집단의 질병 발생률을 현시점부터 미래를 위해 데이터를 수집하는 연구)로 기재된 학술지의 신뢰도는 매우 높다.

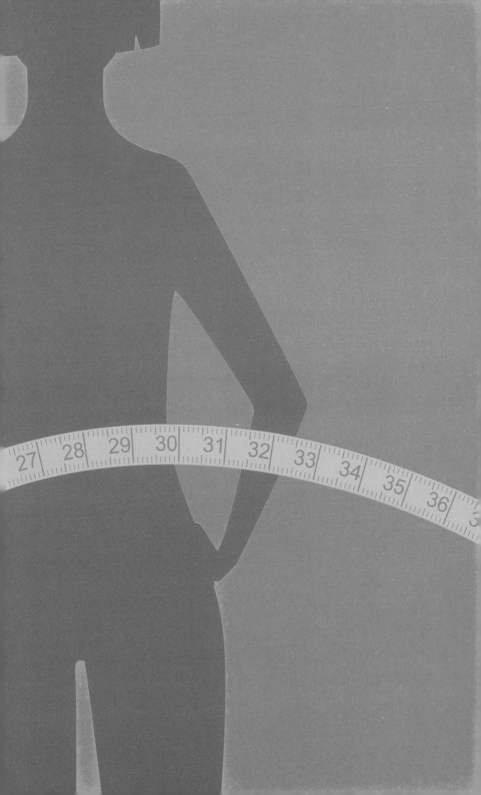

제5장

살이 되는 음식
먹어도 되는 음식

39 40 41 42 43 44 45 46 47 48 49

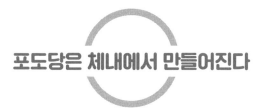

포도당은 체내에서 만들어진다

여러 번 이야기했듯이 "필수 영양소인 당질을 제한하는 것
은 위험하다"라는 말은 잘못된 정보다.

3대 영양소(단백질, 지방, 당질) 중 단백질에는 필수 아미노
산, 지방에는 필수 지방산이 함유돼 있다. '필수'라는 단어가
붙는 이유는 우리 몸 안에서 만들어지지 않아 반드시 식사로
섭취해야 하기 때문이다.

반면 '필수 당질'이라는 단어는 존재하지 않는다. 당질은 필
수가 아니기 때문이다. 필요한 당질(포도당)은 체내에서 글루
코스신생합성으로 생성되므로 당질을 제한해도 건강에 악영
향을 미치지 않는다.

지금까지 '글루코스신생합성'이라는 단어가 여러 차례 등장했는데 이번 기회에 자세히 설명하겠다.

당질(포도당)은 우리 몸속 세포의 에너지원이다. 혈액으로 산소를 운반하는 적혈구는 포도당만을 에너지원으로 사용하는 세포로 눈의 망막세포나 뇌세포도 포도당이 필요하다.

이처럼 포도당은 인체에 필요한 에너지원으로 혈액 중의 혈당치가 일정 범위를 유지하게 조절된다. 혈당치가 낮아지면 혈당을 보충하기 위해 '글리코겐' 포도당의 집합체를 간에 저장한다(근육에 쌓인 글리코겐은 근육만을 위한 에너지원으로, 혈당치를 유지하는 데 사용되지 않는다). 그러나 간에 있는 글리코겐의 양은 '70~80g' 정도에 불과하다. 이 정도의 양으로는 혈당치를 유지할 수 없기 때문에 간에서 직접 글루코스신생합성으로 당질을 만든다. 글루코스신생합성의 원료는 지방의 대사물질인 글리세롤과 근육에서 나오는 아미노산, 젖산 등이다.

우리 몸은 안정돼 있을 때도 포도당이 필요하다. 공복 시 혈당치는 $60 \sim 100 \, mg/dl$을 유지하는데, 글루코스신생합성은 그 이상의 포도당을 만드는 능력을 갖고 있다. 또한 인체를 순환하는 혈액 양은 약 $4,000 \, ml$로 그 안에는 약 $4g$의 포도당이 함유돼 있다.

700만 년의 인류 역사에서 현대사회처럼 식생활이 자유로

운 폭식의 시대가 된 것은 불과 반세기 전이다. 지금도 전 세계에서 9명 중 1명, 약 8억 명 이상의 사람이 기아에 시달리고 있다.

만약 '필수 당질'이 존재하고 반드시 음식으로 섭취해야만 했다면 기아와 단식이 끊이지 않고 당질을 충분하게 섭취할 수 없었던 시대에 인간은 살아남을 수 없었을 것이다.

농경은 1만 년 전부터 시작됐으며 곡물을 생산하기 전 수렵·어로·채집을 하던 시대에서는 단백질과 지방이 함유된 고기와 어패류를 손에 넣기 쉬운 반면 나무의 열매나 과실 같은 당질이 함유된 음식은 좀처럼 손에 넣지 못했다. 그래서 인간은 간의 글루코스신생합성으로 체내에서 포도당을 생성하는 기능이 발달하게 됐다.

글로코스신생합성은 기아와 단식 중에도 생성되기 때문에 당질을 제한해도 문제되지 않는다.

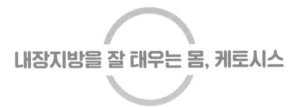

내장지방을 잘 태우는 몸, 케토시스

당질을 제한하면 우리 몸은 지방산과 케톤체를 적극적으로 이용하는 체질로 바뀐다. 즉, 내장지방을 비롯해 체지방을 적극적으로 이용하게 되어 내장지방이 쏙 빠진다.

조금 놀랄 수 있는 이야기인데 당질제한을 시작하면 혈액 속 케톤체 농도가 높아져 몸에서 '시큼 달큼한 냄새'가 날 수 있다. '케톤냄새'라고 부른다.

이 냄새의 정체는 케톤체의 일종인 아세톤이다. 아세톤은 소변과 날숨으로 배출되는데 여기에서 나는 시큼하고 달큼한 냄새가 케톤체이다(당질제한을 시작해도 케톤냄새가 나지 않는 사람도 있다).

당질제한의 체계로 살펴보면 당질제한을 시작해 3~6개월 정도 지나면 아세톤이 소변이나 날숨으로 배출되지 않게 되면서 케톤냄새가 사라진다.

케톤냄새가 사라졌다면, 케톤체를 에너지원으로 사용하게 되는 체질로 바뀌었다는 증거다. 이 상태가 케토시스(Ketosis)다. 이렇게 해서 체지방을 에너지원으로 사용하는 체질로 바뀌면 어렵지 않게 날씬한 체형을 유지할 수 있다.

내가 20대 시절과 같은 체중을 유지할 수 있었던 이유이기도 하다. 내 소변 중 케톤체 수치는 기준치 이내다. 18년 동안 당질제한을 하면서 케톤체를 에너지원으로 사용하는 체질이 되었기 때문에 더 이상 소변으로 배출되지 않는다.

조금 더 자세히 설명하면 케톤체의 일종인 베타하이드록시부티르산(β-Hydroxybutyric acid)의 혈중 농도와 일반 기준치(85$\mu mol/\ell$ 이하)를 비교했을 때 10배 이상 높은 수치가 측정되는 경우가 많다. 농경사회가 시작되기 전, 인류가 당질을 제한하던 시대에 살았던 사람들은 나처럼 혈중 케톤체 수치가 표준이었을 것이다.

원래 베타하이드록시부티르산은 수치가 높아도 아무런 문제가 되지 않는다. 오히려 높은 수치가 건강한 편이다. 왜냐하면 베타하이드록시부티르산은 에너지원이 되어 유해한 활성산소로부터 우리 몸의 산화를 막고, 동맥경화와 알츠하이머병의 원인이 되는 염증과 연관된 단백질 복합체 염증조절복합체(Inflammasome)를 방어하는 역할을 하기 때문이다.

'케톤체는 위험하다'라는 거짓말

케톤체는 인체에 무해한 에너지원이지만 의사들 사이에서도 '케톤체는 위험하다'라는 잘못된 인식을 갖고 있는 사람이 많다.

케톤체를 위험하게 생각하는 가장 큰 원인은 혈중 케톤체 수치가 높아지면 당뇨병성 케톤산증(산성혈증)을 일으킬 가능성이 있기 때문이다.

우리 몸에 산성물질인 혈중 케톤체가 증가하면 혈액이 산성화된다. 체내에서 인슐린이 생성되지 않아 혈당치를 조절할 수 없는 '1형 당뇨병' 환자가 갑자기 인슐린 주사를 중지했을 때 당뇨병성 케톤산증을 일으키는 경우가 드물게 있다.

일반적으로 건강한 사람과 생활습관으로 인한 '2형 당뇨병' 환자가 인슐린 기능을 잘 유지하면서 당질을 제한하면 케톤체 수치가 높아져도 당뇨병성 케톤산증을 일으킬 걱정은 없다.

당뇨병성 케톤산증의 전제조건은 '인슐린의 결핍'이기 때문이다. 결핍이 아니라면 당질제한으로 산성의 케톤체가 증가하더라도 체내환경을 일정 범위 안에서 유지하려는 움직임 때문에 빠르게 정상 pH로 돌아온다.

케톤체가 증가하더라도 건전한 생리적 '케토시스'이기 때문에 걱정할 필요가 없다. 케토시스란 '지방을 사용하기 쉬운 상태'를 말한다. 바꿔 말하면 '체지방을 태우기 쉬운 체내환경'이다.

신생아나 모유수유 중인 젖먹이는 성인보다 케톤체 수치가 훨씬 높은데, 이 수치만 보더라도 케톤체가 안전한 에너지원이라는 것을 알 수 있다. 신생아의 케톤체 수치가 높은 이유는 임신 중 태반에서 생성된 케톤체가 태아에게 에너지를 공급하기 때문이다.

태반의 케톤체 수치는 성인 기준치의 20~30배에 달한다.

모유수유 중인 젖먹이의 케톤체 수치가 높은 이유는 모유 속 지방의 비율이 칼로리 대비 약 절반가량이 고지방이기 때문이다. 또한 고지방식인 모유는 유아의 간에서 케톤체를 생성한다.

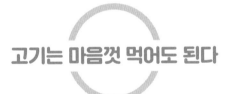

고기는 마음껏 먹어도 된다

'동물성지방은 몸에 나쁘다'는 정보도 잘못됐다.

동물성지방에는 포화지방산(버터나 돼지기름 등 상온에서 쉽게 굳는 지방)이라 불리는 지방이 함유돼 있다. 과다섭취는 뇌심혈관질환(심장, 뇌, 혈관과 관련된 질병)에 위험하다고 오랫동안 알려져왔다.

그런데 2010년 미국임상영양학회지 〈아메리칸 저널 오브 클리니컬 뉴트리션(The American Journal of Clinical Nutrition)〉에 획기적인 논문이 발표됐다.

"포화지방산과 뇌심혈관질환의 발생률 사이에는 어떠한 연관도 없었다."

메타분석 기법으로 약 35만 명을 5~23년에 걸쳐 추적 조사한 결과다.

뇌심혈관질환의 위험을 유발하는 것은 당질 과다섭취로 인한 당화와 산화다. 자제해야 하는 것은 동물성지방이 아닌 당질이다. 고기에 들어있는 포화지방산은 오히려 '산화되지 않는' 장점이 있다.

고기에는 포화지방산만 함유된 것이 아니다. 소고기의 경우, 지방산의 절반은 불포화지방산(생선기름이나 샐러드유 등 상온에서 잘 굳지 않는 기름)의 올레산(Oleic acid)이다. 건강에 좋은 올리브유의 주요 성분이기도 하다.

▪ 고기와 달걀을 먹으면 뇌졸중 위험이 낮아진다 ▪

고기에 함유된 포화지방산은 뇌졸중 위험을 낮출 가능성이 있다.

일본국립암연구센터의 연구 성과로 2013년 국제 학술지 <유럽심장저
널(European Heart Journal)>에 게재됐다. 이 연구는 심장병, 고혈압 등
순환기질환이나 암에 걸리지 않았던 남녀 약 8만 2,000명을 대상으로
평균 약 11년간 조사한 내용이다.

연구 결과 뇌출혈, 뇌경색에 의한 '뇌졸중'의 발병 위험은 포화지방산을
가장 많이 섭취한 그룹에서 가장 낮았는데, 포화지방산의 섭취량이 가
장 낮은 그룹보다 23% 낮았다.

반면 심근경색은 포화지방산 섭취량이 많을수록 발병 위험이 높았다.
뇌졸중과 심근경색의 발병 위험이 낮은 그룹은 포화지방산이 섭취량이
1일 '20g' 전후인 그룹이었다. 일본 성인 1일 포화지방산 섭취량은 '17g'
정도로 양질의 고기와 달걀에서 동물성지방 섭취량을 조금 더 늘려야
한다.

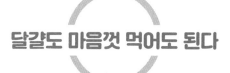

달걀도 마음껏 먹어도 된다

사람들이 꺼리는 동물성지방으로 콜레스테롤이 있다.

달걀은 콜레스테롤 함유량이 높아 오랜 시간 동안 '달걀은 하루에 한 개만. 두 개 이상 먹으면 콜레스테롤 수치가 높아져 위험'하다고 여겨왔다. 그러나 이것 또한 큰 착각이다. 음식으로 섭취하는 콜레스테롤은 혈중 콜레스테롤 수치에 아무런 영향을 주지 않는다는 사실이 밝혀졌다.

달걀은 당질이 거의 제로로 단백질, 지방, 비타민, 미네랄 등이 균형 잡힌 '완전영양식품'이다. 달걀을 좋아한다면 2개, 3개씩 먹어도 상관없다.

원래 콜레스테롤은 나쁜 것이 아니라 우리 몸에서 필요로

하는 영양소다. 우리 몸 안에서 다양한 기능을 조절하는 호르몬과 칼슘 흡수를 도와 뼈를 튼튼하게 하는 비타민D의 원료로 전신의 37조 개 세포를 감싸는 세포막을 형성한다. 콜레스테롤은 뇌의 중요한 성분 중 하나이며, 성인은 전체 콜레스테롤의 약 4분의 1이 뇌에 집중돼 있다.

이처럼 콜레스테롤은 우리 몸에서 빠트릴 수 없는 중요한 물질로 필요한 양의 약 80%는 당질처럼 간에서 만들어진다. 음식으로 섭취하는 콜레스테롤은 전체의 20%밖에 되지 않는다. 식사로 섭취하는 양이 늘어나면 간에서 만드는 양이 줄어들기 때문에 달걀을 많이 먹어도 혈중 콜레스테롤 수치는 증가하지 않는다.

일본과 미국에서는 2015년 기존의 콜레스테롤 섭취 제한을 철폐했다. 단, '가족성 고콜레스테롤혈증'이라는 유전성 질환을 가진 사람은 예외적으로 식사로 섭취하는 콜레스테롤 제한이 필요하다.

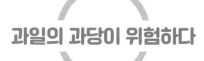

과일의 과당이 위험하다

건강을 위해 과일을 즐겨 먹는 사람이 많다. 후생노동성은 하루에 200g 정도의 과일 섭취를 권장한다. 과일 200g의 기준은 바나나 2개, 딸기 12개, 귤 2개, 감 2개, 자몽 1개, 사과 1개, 키위 2개다.

과일에는 채소처럼 비타민, 미네랄, 식이섬유의 함유량이 풍부해 건강에 좋아 보이지만, 사실은 그렇지 않다. 다량의 당질이 함유돼 있어 혈당치를 높이기 때문이다.

다양한 종류의 당질 중 과일에 함유돼 있는 당질은 과당, 포도당, 자당 등이 있다. 그중에서 가장 주의해야 하는 것은 과일의 단맛을 내는 과당이다.

과당은 포도당 등의 다른 당질과 성질이 다르다. 포도당은 체내에서 흡수된 후의 대사 과정이 대부분 알려졌지만 과당은 체내에 들어간 후의 과정이 수수께끼에 쌓여 있다. 유일하게 알 수 있는 것은 과당이 독소인 최종당화산물(AGE)을 쉽게 생성한다는 점이다.

AGE 연구의 권위자인 일본 데이쿄대학 의학부의 야마노우치 도시카즈 교수는 2013년 〈닛케이헬스〉에서 이렇게 말했다. "이론적으로 과당은 체내의 단백질과 결합하는 힘이 포도당의 약 100배에 달한다."

과당처럼 체내의 단백질과 결합하는 힘이 강하면 강할수록 우리 몸에 나쁜 AGE를 생성하는 힘이 커진다.

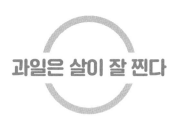

과일은 살이 잘 찐다

과일에 함유된 과당은 건강에 좋은 당질이라고 여겨왔다. 실제로 건강에 좋은 당질은 존재하지 않지만, 사람들은 좋다고 생각한다.

왜냐하면 과일(과당)을 먹어도 혈당치가 크게 오르지 않기 때문이다. 그러나 과당이 소장에 흡수되면 간으로 직행해 중성지방으로 쌓이게 되고, 혈당치가 오르지 않는 대신 살이 찐다.

이처럼 체내에 들어온 과당을 곧바로 중성지방으로 바꾸는 성질을 나는 인체의 방위 반응이라고 생각한다. 과당은 포도당보다 약 100배 높게 AGE를 생성하기 쉬운 만큼, 곧바로 대사하여 중성지방으로 바뀌는 성질을 갖고 있다. 그렇다고 섭

■ 과일 과다섭취에 주의를 ■

**"우리가 먹는 과일은 단맛이 강하기 때문에
과도하게 섭취하지 않도록 주의해야 한다."**

과일의 당도는 과당이라 불리는 단당류 증가에 의한 것으로 과당은 소화흡
수가 빨라 중성지방인 트라이글리세라이드(Triglyceride) 수치를 높여 당대사
까지 악화시킨다.

⇓

1일 200g 정도의 과일 섭취를 권장하는 후생노동성도 같은 의견을 제시했다.

취한 과당이 모두 중성지방으로 바뀌는 것이 아니며 일부는
혈액에 흡수된다. 우리 몸 전체를 순환하며 AGE를 생성해 혈
관과 장기를 손상시킨다.

인류는 농경을 시작하기 전부터 야생에서 나는 과일을 먹
었지만 양적·질적인 면에서 현재 우리가 먹는 과일과 크게
다르다. 오늘날 품종 개량된 과일은 크기가 크고 당도가 높아
다량의 과당이 함유돼 있다. 딸기로 비교하면, 야생에서 자란
산딸기는 알이 작고 시큼한 맛이 강하지만 재배된 딸기는 똑
같은 과일이라고 생각하지 못할 정도로 알이 크고 단맛이 강
하다.

오늘날의 과일은 '독'이라고 이해하는 편이 빠르다. 더욱 조심해야 하는 것은 건강에 좋아 보이는 과즙 100% 과일주스다.

오렌지주스와 포도주스 같은 과일주스는 달콤하고 목 넘김이 좋아 1~2잔 정도는 아무렇지 않게 마시게 된다. 건강에 좋을 것이라는 생각에 아무 생각 없이 마시다 보면 다량의 과당이 체내에 흡수돼 중성지방과 AGE를 축적한다.

과일주스에는 식이섬유가 거의 함유돼 있지 않기 때문에 과당이 체내에 빠르게 흡수된다. 후생노동성도 "과즙 100% 주스에는 식이섬유가 없고, 당분만 많으므로 주의가 필요하다"라고 경고한다.

채소주스에도 50% 정도의 과즙이 함유돼 있는 경우가 있다. 채소주스를 선택할 때는 영양성분표시의 당질량을 꼼꼼히 확인한 후 마시길 바란다.

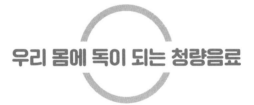

우리 몸에 독이 되는 청량음료

과일주스보다 이성질화당(Isomerized sugar)이라 불리는 유형의 과당을 조심해야 한다. 이성질화당의 주원료는 저렴한 옥수수 전분으로 만드는 옥수수 시럽이다. 이것을 가공하면 과당과 포도당을 대량으로 제조할 수 있다.

이성질화당은 설탕보다 저렴한 비용으로 제조할 수 있어 미국에서 대량 생산되었고, 일본에도 대량 수입됐다. 과당과 포도당이 혼합된 이성질화당 중 과당이 많으면 과당포도당액당이고 반대로 포도당이 많으면 포도당과당액당으로 표기된다. 콜라나 스포츠음료 등 청량음료에 다량 함유돼 있으며 상품 겉면에 적혀 있는 영양성분표시에서 확인할 수 있다.

과당포도당액당은 과당이 많아 중성지방과 AGE가 생성돼 살이 찐다. 포도당과당액당은 포도당이 많아 '혈당치 급상승'과 '인슐린 대량 분비'를 일으켜, 혈관과 췌장을 손상시킨다. 두 가지 모두 우리 몸의 독이다.

최근에는 과당과 지방간의 연관성이 주목을 받고 있다. 지방간이란 간에 중성지방이 과도하게 쌓인 상태를 말한다(이소성지방의 일종).

예전부터 지방간은 술꾼이 걸리는 질병으로 알려졌지만 술을 마시지 않는 사람도 지방간이 생기는 경우가 있다. 이러한 비알콜성지방간은 단순히 간에 지방을 축적할 뿐만 아니라 염증을 일으키기도 한다. 이것을 비알콜성지방간염(Nonalcoholic Steatohepatitis, NASH)이라고 하는데 이것의 원인 중 하나가 과당의 과다섭취다.

술을 마시지 않는 비알콜성지방간염은 만성 간장애가 진행돼 말기가 되면 간경변, 간암으로 이어질 가능성이 있기 때문에 과당을 만만하게 봐서는 안 된다.

따라서 과즙 100% 주스나 이성질화당이 함유된 달콤한 청량음료는 중성지방과 AGE를 생성하는 원인이 되므로 가능한 한 멀리한다.

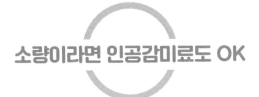

소량이라면 인공감미료도 OK

당질제한의 든든한 지원군은 혈당치를 높이지 않는 인공감미료다. '인공'이라는 단어 때문에 불안해하는 사람도 많지만 걱정할 필요 없다. 나 역시 큰 걱정 없이 섭취하고 있다.

한편 '인공으로 만든 백설탕은 몸에 나쁘지만, 천연재료의 흑설탕과 꿀은 몸에 좋다.' 이렇게 믿는 사람이 의외로 많은데 흑설탕과 꿀도 백설탕과 마찬가지로 혈당치를 높이는 나쁜 감미료다.

식품의 영양성분표시에서 볼 수 있는 '아스파르테임(Aspartame)', 아세설팜 K(Acesulfame K), 수크랄로스(Sucralose) 등의 인공감미료는 혈당치를 높이지 않아 흑설탕이나 꿀보다

■ 에리스리톨은 제로 칼로리 ■

"에리스리톨은 안전성이 높아 1일 섭취허용량을
제한할 필요 없다."

⇓

에리스리톨은 유엔식량농업기구(FAO)와 세계보건기구(WHO)에서
높은 평가를 받았으며, 세계적으로 안정성을 인정받고 있다.

안전하다.

인공감미료는 자연에 존재하지 않는 합성감미료다. 후생노
동성은 인공첨가물의 1일 허용섭취량(ADI)을 규정하고 있다.
예를 들어 수크랄로스는 350㎖ 캔이나 500㎖ 페트병 기준 하
루에 3개(1,050~1,500㎖)까지 마셔도 된다.

다른 합성감미료도 이와 비슷하다고 생각하면 된다. 합성감
미료가 들어간 음료수를 매일 마신다고 했을 때 1~2병 정도
라면 아무런 문제가 되지 않는다. 나는 아세설팜 K가 함유된
산토리 무알코올 맥주 'All Free'를 자주 마신다.

가장 추천하는 인공감미료는 에리스리톨이다. 합성감미료
섭취를 걱정하는 사람에게 추천하는 감미료다. 에리스리톨은

당알코올계열 인공감미료의 일종이다. 자연에 존재하지 않는 합성감미료와는 달리 멜론, 포도, 배 등의 과일이나 발효식품에도 함유돼 있으며 감미료는 포도당을 발효시켜 만든다. 에리스리톨은 내가 당질 대신 애용하는 조미료 라칸토S의 주요 성분이다.

똑같은 당알코올이라도 영양성분표시에서 확인할 수 있는 '자일리톨(Xylitol)', '소르비톨(Sorbitol)', '말티톨(Maltitol)'은 설탕의 절반밖에 혈당치를 높이지 못하는데 혈당치가 올라가지 않은 상태에서 인슐린만 분비되면 저혈당 상태에 빠질 수 있으므로 피하는 것이 좋다.

'감기에 걸렸을 때는 죽'이라는 잘못된 정보

감기에 걸렸을 때는 죽이나 우동처럼 수분 함유량이 높고 소화가 잘되며 체온을 높이는 음식을 권유한다. 동일한 효과를 기대하며 "스포츠음료를 따듯하게 데워 드세요"라고 추천하는 의사도 있다.

죽, 우동, 스포츠음료에는 당질이 다량으로 함유돼 있다. 죽이나 우동에 들어있는 당질은 전분이며, 스포츠음료에 들어있는 당질은 설탕과 과당포도당액당 등이다.

그렇다면 감기에 걸렸을 때는 당질제한을 중단해야 할까?

그럴 필요 없다. 감기로 인해 설사와 발한을 동반하면 탈수 증상이 나타날 가능성이 높아지므로 죽이나 우동, 스포츠음료 등으로 수분과 염분을 충분히 섭취해야 한다.

그런데 스포츠음료를 비롯해 죽이나 우동이 소화하기 쉬운 음식이라는 근거는 어디에도 없다. 죽이나 우동 등 당질을 씹으면 타액에 함유된 아밀라아제 소화효소가 전분을 가수분해한다.

음식을 충분히 씹지 않고 삼키는 사람이 많은데 죽이나 우동을 먹으면 씹지 않고 그대로 삼킬 가능성이 더욱 크다. 충분히 씹지 않는 식습관은 음식을 분해하지 않은 채 당질을 위로 보낸다.

위는 대량의 위액을 분비하고 교반운동을 통해 음식물과 위액을 섞는다. 이때 걸쭉한 상태의 죽이 위에 저장되고 연동운동(교반·분쇄·이송)을 통해 천천히 소장(십이지장)으로 이동한다. 위에서 십이지장으로 이동하는 속도는 단백질과 지방이 당질보다 빠르다. 당질은 조금씩 천천히 소장(십이지장)으로 이동한다.

동료 의사인 나쓰이 마코토에 의하면 숙취 등의 이유로 실려 온 응급환자의 위 내시경 검사를 실시해보면 위에 남아 있는 음식물은 쌀과 면류 등의 당질이라고 한다.

죽이나 우동을 소화하기 쉬운 음식이라고 생각하는 근거는 '담백하기 때문에 소화가 잘될 것'이라는 선입견일 뿐이다.

죽이나 우동은 당질함량이 높아 혈당치를 급격하게 상승시킨다. 고혈당이 되면 체내에서 산화가 진행되고, 면역기능이 떨어져 오히려 감기가 오래간다.

스포츠음료는 소화흡수가 빠른 만큼 죽이나 우동보다 더 빠르게 혈당치를 급상승시키며, 체내의 산화를 진행시켜 면역기능을 떨어뜨린다.

그렇다면 감기에 걸렸을 때는 무엇을 먹어야 할까? 식욕이 없어도 가볍게 먹을 수 있고 소화가 잘되며 체온을 높이고 수분을 보충하는 동시에 당질까지 제한할 수 있는 음식이 있다.

추천하는 음식은 바로 '두부요리(유도후, 湯豆腐)'다. 두부에는 필수 영양소인 단백질과 지방이 풍부하게 들어있으며, 양념으로 생강을 곁들이면 몸이 더욱 따뜻해진다.

채소수프, 달걀수프, 건더기가 많이 들어간 된장국, 계란찜 등은 단백질, 지방, 비타민, 염분 등의 미네랄 등이 함유돼 있어 당질 외의 영양소가 부족한 죽이나 우동, 스포츠음료보다 체력을 회복시키는 데 효과적이다.

감기가 나아 식욕이 돌아오면 전골, 샤부샤부, 돼지고기된장국(토란 같은 뿌리채소 제외)으로 당질 외의 영양소를 골고루 섭취해 체력을 회복시킨다.

역류성식도염도 호전시키는 당질제한

당질제한으로 역류성식도염이 개선되는 모습에서 당질은 소화가 잘 안 되는 영양소라는 점이 간접적으로 증명됐다.

역류성식도염은 산성의 위액과 음식물이 식도로 역류하면서 염증을 일으키고 속쓰림과 통증을 유발한다. 보통은 나이가 들거나 비만, 소화하기 어려운 지방과 알코올의 과다섭취가 원인이다. 그런데 역류성식도염 증상을 호소하는 대다수의 환자가 당질제한을 시작하자마자 증상이 호전됐다.

처음에는 믿지 않았지만 100명 이상의 역류성식도염 환자들의 증상이 가벼워지는 것을 보고 기름진 음식보다 당질이 역류성식도염의 속쓰림을 일으키는 원인이라고 확신했다.

그러나 여전히 당질을 섭취했을 때 속쓰림이 일어나는 정확한 이유를 알 수 없다. 나는 이를 '당질 과다섭취에 대한 인체의 거부반응'이 역류성식도염이며, '당질 따위 필요 없어!'라고 우리 몸이 보내는 신호라고 생각한다.

운동선수에게도 당질제한은 효과적

지금까지 운동에서 당질 섭취는 빠뜨릴 수 없는 부분으로 여겨왔는데 이 또한 낡은 상식이다.

2019년 테니스 호주오픈 여자단식 첫 우승, 2018년 전미오픈에 이어 그랜드슬램(4대 대회) 2연패라는 일본여자선수로서 최초의 쾌거를 이룬 오사카 나오미 선수. 그리고 4대 대회 중에서 2018년 윔블던선수권부터 3개 대회 연속 우승을 차지한 노박 조코비치 선수. 두 사람 모두 '당질을 제한한다'는 공통점이 있다.

오사카 선수는 "삶은 닭가슴살과 브로콜리를 먹으며 탄수화물은 섭취하지 않는다"라고 말했다. 우승 인터뷰에서 "녹차

아이스크림, 카레돈가스, 돈가스덮밥이 먹고 싶어요"라고 말했듯이 그녀에게 당질은 특별한 날에만 주는 포상이다.

조코비치 선수는 글루텐 알레르기인 셀리악병(Celiac disease)으로 밀가루를 섭취하지 않는 글루텐 프리 식단을 하고 있다. 운동을 하는 아침과 점심에는 당질을 섭취하지만, 식사 후 운동을 하지 않는 저녁에는 당질을 제한한다.

다카오병원의 영양사가 조코비치의 저서《이기는 식단: 챔피언을 만든 기적의 14일》에 실려 있는 저녁 메뉴를 계산한 결과 그의 당질 섭취량은 약 15~35g 정도였다.

강도 높은 훈련과 시합의 연속인 프로 테니스계의 최정상급 남녀 선수가 당질을 제한하는 것을 통해 알 수 있듯이 운동할 때 반드시 당질을 섭취해야 하는 것은 아니다.

운동의 주요 에너지원은 당질이 아닌 지방(지방산과 케톤체)이다. 근육의 에너지원은 당질과 지방이며, 두 에너지원은 언제나 함께 사용된다(단백질도 일부 에너지원으로 사용되지만, 역할이 매우 한정적이기 때문에 별도로 언급하지 않겠다).

당질은 근육과 간에 총 300~400g 정도의 글리코겐을 저장한다. 지방은 지방세포에 중성지방 형태로 저장해놓는데 체중 65kg, 체지방율 25%의 표준 체형일 경우 약 13kg 정도 된다.

당질은 1g당 4$kcal$, 지방은 1g당 9$kcal$이다. 체내에 저장돼 있는 당질(300~400g)을 칼로리로 계산하면 1,200~1,600kcal이지만, 지방은(13kg이라고 했을 때) 11만 7,000kcal로 자릿수 자체가 다른 에너지원이라는 것을 알 수 있다.

지방은 당질의 100배(칼로리 대비)에 달하는 에너지를 저장하기 때문에 지방이 주요 에너지원이라는 사실을 알 수 있다. 근육의 중요 에너지원은 중성지방에서 분해된 '지방산', 지방산에서 생성된 '케톤체'인 것이다.

앞에서 이야기한 것처럼 당질을 제한하면 지방산과 케톤체를 적극적으로 사용하는 체질로 바뀐다. 다양한 연구에서 테니스와 축구를 비롯한 대부분의 스포츠에서 당질제한으로 지방산과 케톤체의 이용률을 높이면, 근육이 더욱 효율적으로 움직여 퍼포먼스가 향상된다는 결과를 발표했다.

다만 무거운 덤벨을 한 번에 들어 올리는 고강도 근육 트레이닝이나 100m 전력질주 같은 순발력을 필요로 하는 운동은 근육에 저장된 당질(포도당)이 주요 에너지원이기 때문에 당질제한에 의한 퍼포먼스 향상을 기대할 수 없다.

지방산과 케톤체는 산소 없이 대사할 수 없으며, 호흡이 가빠지고 순발력이 필요한 운동에서는 산소 공급이 뒷받침하지 못하기 때문에 산소 없이도 대사할 수 있는 포도당이 에너지원이 된다.

■ 당질제한은 지구력 경기에 효과적 ■

미국 코네티컷대학의 제프 볼렉(Jeff Volek) 박사는 지구력 종목의 운동선수를 대상으로 연구를 실시했다.

평소에 당질을 많이 섭취하는 그룹

당질 섭취량이
섭취 칼로리의
약 60%

당질을 제한하는 그룹

당질 섭취량이
섭취 칼로리의
약 10%

'고강도 운동 테스트'와 '3시간 러닝머신'을 실시했을 때, 당질을 제한하는 그룹에서 지방(지방산+케톤체)을 사용하는 비율이 높았다. 운동 강도를 높여도 지방을 이용할 수 있기 때문에 지구력 종목의 운동에서는 유리하다는 결과를 얻었다.

또한 운동 전, 운동 중, 운동 후의 글리코겐 양도 고당질 섭취 그룹과 저당질 섭취 그룹 사이에서 큰 차이는 나타나지 않았다.

※이상을 10명씩 나눠, 연구시설에서 2박 3일 동안 실험과 측정

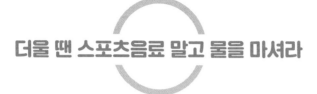

더울 땐 스포츠음료 말고 물을 마셔라

일본은 이제 완전히 아열대성 기후로 변한 듯 한여름에는 최고 기온이 35°C 이상이 되는 날이 늘어나고 있다. 이때 걱정되는 것이 열사병이다.

소방청 발표에 따르면 불볕더위가 기승을 부렸던 2018년 8월 열사병으로 긴급 후송된 환자 수는 전국에서 3만 410명이 넘었으며 통계를 집계한 2008년 이후 동월 과거 최고치를 기록했다. 이송 직후 20명은 사망했다.

열사병은 체액 손실로 일어나는 장애, 체온 상승으로 나타나는 장애의 총칭이다. 열사병의 40%는 집에서 발생하며 대부분 고령층에서 나타난다.

체액 손실로 탈수증이 일어나면 열사병에 걸리기 쉽다. 탈수증에 걸리더라도 본인을 비롯한 주변 사람들이 알아차리지 못해 숨겨진 탈수증인 경우도 있다.

65세 이상에서 약 40%가 숨겨진 탈수증일 가능성이 있다는 보고도 있다. 고령자가 숨겨진 탈수증이나 열사병에 걸리기 쉬운 이유는 체액을 보관하는 근육량이 적은 데다가 갈증을 잘 느끼지 못하기 때문이다.

열사병이 걱정되는 계절이 되면 스포츠음료 광고가 늘어난다. 이러한 음료수는 당질함량이 높기 때문에 멀리해야 하며 애초에 숨겨진 탈수증을 방지하는 데는 당질이 필요하지 않다. 탈수 예방을 위한 수분 보충이라면 미네랄워터로 충분하다. 운동이나 야외 근무로 땀을 많이 흘리는 사람이 아니라면 별도의 염분 없이 수분 보충만으로도 충분하다.

설탕이 들어있지 않은 탄산수도 좋다. 개인적으로 평소에 저렴한 탄산수를 박스로 사놓고 마신다. 아메리카노, 홍차, 녹차도 좋지만 카페인 때문에 화장실을 자주 가야 하는 불편함이 있다. 카페인이 들어있지 않은 차로 보리차, 두충차, 루이보스티와 혼합차인 '소켄비차(爽健美茶)'와 '쥬로쿠차(十六茶)'도 당질이 없어서 추천하는 음료다.

음료수가 일으키는 '페트병 증후군'

　운동이나 야외 근무로 일정량 기준 이상의 땀을 흘리면 땀으로 손실된 염분(나트륨)을 보충하기 위해 수분과 함께 염분을 보충해야 한다. 땀을 많이 흘렸을 때는 $1,000ml$ 물에 $1\sim2g$의 식염비율로 수분을 보급해야 한다.

　열사병을 예방하기 위해 당질이 함유된 달콤한 스포츠음료나 청량음료를 마시면 '페트병 증후군'을 일으킬 우려도 있다. 앞서 이야기했듯이 페트병에 들어있는 달콤한 청량음료에는 약 10% 농도의 당질이 함유돼 있으며 $500ml$ 사이즈에 각설탕 10개에 달하는 당질이 들어있다.

　다량의 당질이 함유된 청량음료는 마실 때마다 체내 혈당

■ 열사병의 예방·치료 방법 ■

무엇을 마셔야 하나? ➡ 0.1~0.2% 정도의 식염수
(1L의 물에 1~2g의 식염)

추천하는 음용량 ➡ 고령자 및 아동과 성인은 500~1,000㎖/일
유아는 300~600㎖/일
영아는 체중 1㎏당 30~50㎖/일

_출처: 일본구급의학회 '열사병 가이드라인 2015'

치가 급격하게 상승하게 되고, 높아진 혈당치를 낮추기 위해 인슐린이 대량으로 분비되는 고인슐린혈증을 일으킨다(제1장 내용 참조).

한여름에 덥다는 이유로 달콤한 청량음료를 계속해서 마시다 보면 우리 몸은 인슐린을 대량으로 분비해 췌장에 부담을 증가시키게 된다. 결국 하루 동안 섭취한 혈당치가 $200mg/dl$ 을 넘기는 고혈당 상태에 빠져 췌장이 약해지는 악순환을 일으킨다.

결과적으로 인슐린이 원활한 기능을 하지 못해 세포가 혈당을 이용할 수 없게 되고, 케톤체가 증가하는 당뇨병성 케톤산증(산성혈증) 상태에 빠진다. 치료가 늦어지면 사망에 이를

수 있다.

　이것이 페트병 증후군이다. 당질제한식을 하면 케톤체가 증가하지만 인슐린 기능이 원활하게 유지되기 때문에 안전하다. 하지만 고혈당에 인슐린이 분비되지 않는 상태에서 케톤체가 증가하는 것은 위험하다.

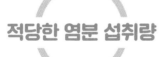

적당한 염분 섭취량

세계적으로 일본인의 염분 섭취량은 높다. 일본인의 염분 섭취량이 높은 이유는 된장, 간장, 절임반찬, 말린 생선 등 전통 식품의 염분 함유량이 높기 때문이다. 예를 들어 된장국 한 그릇에 1.2g, 매실장아찌 한 개에 1.8g, 자반고등어 한 마리에 1.0g의 염분이 있다.

패스트푸드 등 가공식품에도 다량의 염분이 있다. 컵라면 한 개에 5.0g, 치즈버거 1개 2.5g, 소고기덮밥 2.5g, 편의점에서 판매하는 연어삼각김밥 1개 1.4g의 염분이 함유돼 있다(모두 대략적인 양).

식품 영양성분표시에는 염분량이 나트륨으로 표시된다. 그

▪ 염분 섭취량 비교 ▪

실제 섭취량   염분 섭취량 목표치(1일)

남성 11g   →   **남성 8.0g 미만**

여성 9g   →   **여성 7.0g 미만**

미국과 유럽의 염분 섭취량은 1일 9.0g 미만이다.

_출처: 일본구급의학회 '열사병 가이드라인 2015'

러나 염분은 나트륨(Na)과 염소(Cl)의 가공물로 '나트륨=염분'은 아니다.

정확한 계산은 다음과 같다.

염분량(g) = 나트륨량(mg) × 2.54 ÷ 1000

염분은 고혈압을 일으킨다. 염분을 과다하게 섭취하면 혈중 나트륨 농도가 상승한다. 그렇게 되면 혈중 나트륨 농도를 일정 범위에서 유지하기 위해 혈관 내 주변에서 수분을 빨아들인다. 그로 인해 혈압이 상승하는 구조다. 과도한 염분이 혈관에 영향을 미쳐 동맥경화를 일으키고, 혈관을 수축시켜 혈압을 올린다.

일본고혈압학회는 후생노동성의 기준치(남성 8.0g 미만, 여성 7.0g 미만)보다 더욱 까다롭게 1일 염분 섭취량 기준을 6.0g 미만으로 권장하고 있다. 2013년 세계보건기구(WHO)가 발표한 가이드라인은 더욱 엄격해 고혈압, 심장병 예방을 위해 1일 염분 섭취량을 5.0g 미만으로 권장하고 있다.

당질 과다섭취는 혈압을 높인다

앞에서 이야기했듯이 당질 과다섭취로 내장지방이 쌓이면 내장지방에서 혈압을 높이는 나쁜 호르몬이 분비된다(제4장 내용 참조).

한편 당질 섭취로 추가 분비된 인슐린은 사람이 긴장했을 때 높아지는 교감신경을 활성화시켜 혈관을 수축시키기 때문에 혈압이 올라간다.

소변 배출을 관리하는 신장에서 나트륨의 재흡수를 촉진할 뿐만 아니라 수분까지 재흡수시키기 때문에 부종과 고혈압의 원인이 된다.

모든 식단에서 당질제한을 실천하면 인슐린 분비가 필요

최소량으로 줄어들어 나트륨과 수분이 신장을 통해 소변으로 배출된다. 그렇게 되면 내장지방도 줄고 혈압도 낮아진다.

나도 당질제한을 시작하기 전에는 대사증후군과 고혈압 진단을 받았지만, 당질제한을 시작한 지 6개월 만에 정상수치로 돌아왔다.

모든 식사를 당질제한식으로 실천하면 불과 며칠 만에 체중이 2~3㎏ 빠지는 경우가 있다. 이것은 체지방이 타서 체중이 줄어든 것이 아니라 인슐린이 과다 분비되지 않아 여분의 수분이 배출되면서 부종이 사라진 것이다.

이번에는 이야기를 바꿔보겠다. 염분제한을 하지 않아도 된다는 이야기다.

당질과 함께 염분까지 제한하다 보면 체내의 염분이 부족해지는 경우가 있다. 몸이 나른해지거나 멍해지고 머리가 무거워지는 자각증상이 나타났을 때는 염분 부족이 원인일 수 있다.

당질제한으로 몸이 나른해지거나 행동이 느려질 경우에는 대부분 섭취 칼로리 부족이 원인이다. 그중에는 칼로리 섭취가 충분한 데도 불구하고 동일한 증상을 호소하는 사람들이 이따금 있는데 이런 경우에는 염분 부족일 가능성이 크다.

염분제한을 직접 해본 적이 있다. 섭취 칼로리를 조절하면서 맛없는 염분제한식을 체험했을 때 머리가 멍해지고 몸도 나른해지면서 집중력까지 떨어졌다. 체험 결과, 당질을 제한할 때는 과도하게 염분을 제한할 필요는 없다.

특히 모든 식사에서 당질을 제한하면 수분과 염분이 쉽게 배출되기 때문에 충분한 수분 보충과 염분을 섭취해야 한다. 과도한 염분제한은 자제해야 한다는 유명 의학 학술 잡지 〈란셋(The Lancet)〉의 보고도 있다.

"고혈압 환자는 1일 10g 정도의 염분을 섭취해야 하며, 고혈압이 아닌 사람은 1일 15g까지 섭취해도 괜찮다. 1일 7.5g 이하는 동맥경화의 위험을 증가시킨다."

일본에서는 1일 염분 섭취량이 20g을 초과하며 고혈압에 의한 뇌출혈로 사망하는 사람이 끊이지 않는다. 뇌출혈은 뇌혈관이 파열되면서 출혈이 생기는 질병이다. 고기를 많이 먹지 못하던 시대는 단백질 섭취량이 부족했기 때문에 단백질로 만든 혈관이 고혈압을 견디지 못해 뇌출혈을 일으키기 쉬웠다.

고혈압, 심장병, 신장병 등의 기저질환이 있는 사람은 과도한 염분 섭취를 자제해야 하지만 그렇지 않은 사람에게 염분 줄이기가 반드시 건강하다고는 할 수 없다.

당질이 진짜로 무서운 '과학적 근거' ②

"당질 섭취량이 많을수록(심장병 등에 의한) 심혈관 사망, 그리고 총 사망 위험이 높아진다."

_일본인을 대상으로 한 기초조사, 1980년(NIPPON DATA 80)

30세 이상 일본인 9,200명(여성 5,160명, 남성 4,040명)을 대상으로 1980년부터 2009년까지 29년간 추적 조사한 결과, 당질 섭취량이 많을수록(심장병 등에 의한) 심혈관 사망, 총 사망 위험이 높아졌다.

- 당질을 가장 많이 섭취한 제1분위 그룹
  (총 섭취 칼로리의 72.7%)
- 당질을 가장 적게 섭취한 제10분위 그룹
  (총 섭취 칼로리의 51.5%)

제1위에서 제10위까지 10개 그룹으로 나누어 비교했다.

그 결과, 당질 섭취가 가장 많은 그룹에 비해 당질 섭취가 가장 적은 그룹은 심혈관 사망 위험이 74%, 총 사망 위험은 84% 낮았다(남녀통합 데이터). 특히 여성은 심혈관 사망 위험이 59%, 총 사망 위험이 79% 낮았다.

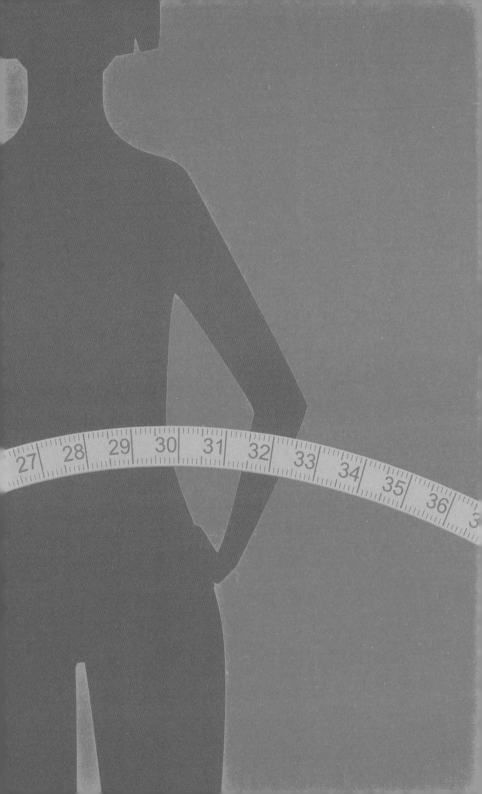

제6장

당뇨병을 극복하는
식사 트레이닝

질병을 예방하는 최강의 식사법

    이 책에서 소개하는 식사 트레이닝은 당질제한과 1일 2식의 반나절 단식으로 내장지방을 뺀다. 이 방법을 지금까지 설명해왔듯이 모든 질병을 예방하는 최강의 식사법이다.

    당뇨병, 뇌졸중, 심장병과 같은 대다수의 생활습관병은 당질 과다섭취로 인한 식후 고혈당, 혈당치가 급격하게 변화하는 혈당 스파이크, 인슐린의 과다 분비가 이어지는 고인슐린혈증의 '세 가지 나쁜 증상'에서 나타난다.

    생활습관병은 '당질병'이다.

    당질을 과도하게 섭취하는 식습관을 개선하면 생활습관병의 위험이 크게 줄어든다.

반대로 말하면 운동과 더불어 현미, 생선, 채소 위주의 건강한 식단으로 관리하더라도 당질을 과도하게 섭취하는 식습관을 개선하지 않는 한 생활습관병은 피할 수 없다. 당질제한을 시작하기 전, 내장지방의 축적과 대사증후군을 앓았던 내 몸이 증명한다.

　'생활습관병'이라는 이름을 만든 세이루카국제병원 명예원장 히노하라 시케아키 씨는 2017년 7월 18일, 105세의 나이로 타계했다. 히노하라 씨는 100세를 넘어서도 현역 의사로 활동했으며 수련의의 교육회진을 돌거나 강연을 위해 전국을 누비며 활동했다.

　히노하라 씨는 기본적으로 1일 130g 미만의 당질제한식을 실천했다. 당질로 섭취하는 에너지 비율은 약 27%로 낮았다.

■ 생활습관병의 본질은 당질병 ■

"(오늘날의 식사는) 전분과 유리당에서 '사용하기 쉬운 포도당'을 대량으로 섭취하게 됐다. 이러한 식단은 혈당과 인슐린의 수치를 정기적으로 상승시켜 당뇨병, 관상동맥질환, 암, 노화 등 다양한 면에서 건강에 악영향을 미친다고 지적한다.

농업이 발명되면서 인간은 곡물을 기반으로 한 식사를 하게 되었지만, 진화에 시간이 필요했고 여전히 소화기관은 곡물에 적응하지 못하고 있다. 하물며 고도로 가공된 현대의 음식에 적응하지 못하는 게 당연하다."

_《휴먼 뉴트리션 기초·식사·임상》 제10판 일본어판,
호소야 노리마사·소이치 아라이·고바야시 슈헤이 감수, 의치약출판사, 75페이지.

이상의 내용은 영국의 의학 교육 교과서로 널리 사용되는
《휴먼 뉴트리션(Human Nutrition)》에 실렸다.

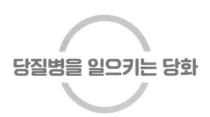

당질병을 일으키는 당화

당질병의 원인은 당질 과다섭취로 인한 '당화'와 '산화'에 있다.

먼저 당화부터 살펴보자. 당화란 포도당 등의 당질이 가열 되면서 단백질과 결합하는 반응이다.

토스터기로 노릇하게 구운 식빵이나 철판 위에서 햄버그가 노릇하게 구워진 것도 당화 반응이다. 식품과학 세계에서는 이 반응을 처음 발견한 프랑스 과학자의 이름을 따서 메일라 드 반응(Maillard reaction)이라 부른다.

토스트와 햄버그는 메일라드 반응에 의해 맛있게 구워지 지만, 체내에서 이 반응이 일어나면 골치 아픈 일이 벌어진다. 당질 섭취로 혈당치가 올라가면 혈당이 체온을 높여 체내에서 당화 반응이 일어난다. 과도한 당질(포도당)이 우리 몸의 단백질과 결합하는 것이다.

건강진단과 당뇨병 검사항목 중의 하나인 '당화혈색소'도 적혈구 안에 있는 혈색소에 포도당이 붙어 당화한 물질이다. 당화혈색소는 당화의 중간과정이다. 당화가 진행되면서 나쁜 AGE를 생성한다.

당화의 중간과정인 당화혈색소에서는 조건부로 당화를 리셋할 수 있다. 결합된 당질과 단백질을 떨어뜨릴 수도 있다. 그러나 AGE는 한 번 생성되면 당화를 리셋하기 어렵다. AGE가 체내에 쌓여 당화의 악영향을 전신에 퍼뜨린다. '최종당화산물(AGE)'이라 불리는 이유다.

당질제한은 빠르면 빠를수록 '당질병' 예방에 효과적이다.

체내에 쌓인 AGE는 '갚기 어려운 빚'과 같다. 지워버릴 수 없는 기억이라는 의미에서 대사기억(Metabolic memory)이라고도 부른다.

당뇨병 환자는 '고혈당 × 지속시간'이 커 대량의 AGE를 체내에 안고 있다. 당뇨병에 걸리면 노화가 급속도로 진행돼 수명이 10년은 짧아진다고 한다. 한 번 쌓이면 쉽게 제거할 수 없는 AGE의 축적, 즉 대사기억 때문이다.

토스트나 햄버그뿐만 아니라 가열로 메일라드 반응이 일어난 곳에는 당연히 AGE가 함유돼 있다. 음식으로 섭취하는 AGE의 양을 줄이기 위해서는 음식을 가열하지 않고 생으로 먹거나 직화그릴 또는 튀김보다는 삶아서 먹는 방법을 추천한다.

그러나 나는 가열한 음식에서 생성된 AGE는 크게 신경 쓰지 않아도 된다고 생각한다. 음식에 함유된 AGE가 모두 체내에 흡수되는 것은 아니기 때문이다.

인류는 불의 사용으로 진화를 거듭했고, 가열한 음식에서 생성된 AGE가 인체에 악영향을 미친다고는 생각하기 어렵다. 그보다 당질 과다섭취로 체내에서 생성된 AGE를 걱정해야 한다. 체내에서 만들어진 AGE가 축적돼 온몸에 악영향을 미치기 때문이다.

■ AGE로 인한 당질병의 위험 ■

혈당치가 높으면 높을수록, 고혈당 시간이 길어지면 길어질수록 AGE의
생성과 축적량은 증가한다.
AGE에 의한 당질병의 위험은 '고혈당 × 지속시간'으로 결정된다.
당화 반응으로 AGE가 쌓이면 다음과 같은 질병이 나타난다.

→ 혈관에 쌓이면 동맥경화

→ 뼈에 쌓이면 골다공증

→ 수정체(눈의 렌즈)에 쌓이면 백내장

→ 피부에 쌓이면 기미, 주름

→ 인공투석, 실명, 다리 절단과 같은 당뇨병합병증

→ 청력저하에도 AGE가 연관돼 있다

산화 스트레스도 당질병의 원인

당질병의 배경에는 당화와 더불어 산화도 있다.

산화는 산소가 일으킨다. 금속이 비를 맞으면 녹이 스는 산화도 산소에 의한 것으로 동일한 산화가 우리 몸 안에서도 일어난다. 인간은 호흡을 통해 하루에 500*l* 이상의 산소를 체내에 흡입한다. 그중 약 2%가 활성산소로 바뀐다.

활성산소는 바이러스와 세균 감염을 방어하는 착한 역할을 하는 동시에 산화를 일으키는 나쁜 역할도 하며 일반적으로 산화는 활성산소에 의한 것이라고 말한다.

산소는 전신에 37조 개로 존재하는 세포 속 미토콘드리아에서 수많은 에너지를 생성한다. 당질을 제한하면 주요 에너지원인 지방산과 케톤체도 산소를 통해 에너지가 된다.

이처럼 산소는 우리 몸에 필요한 물질이지만 나쁜 활성산소는 제거해야 한다. 인체에는 활성산소를 제거하는 항산화효소가 있다.

항산화효소에는 수퍼옥시드 디스무타아제(Superoxide dismutase, SOD), 카탈라아제(Catalase), 글루타치온 퍼옥시다아제(Glutathione peroxidase) 등이 있다.

인체가 정상적인 기능을 수행하면 활성산소에 의한 산화반응과 항산화효소를 중심으로 하는 항산화반응의 균형을 유지한다.

과도한 운동이나 스트레스로 활성산소가 대량으로 발생하거나 나이가 들어 항산화효소가 감소하면 균형이 무너지면서 산화반응이 강하게 일어난다(몸이 녹슨다). 이처럼 산화반응이 항산화반응을 웃도는 상태를 산화 스트레스라고 하며, 이것이 '당질병'의 도화선이 된다.

산화 스트레스가 커지면 인체의 단백질, 지방, 산소, 유전정보를 전달하는 DNA에도 손상을 입혀 노화가 가속된다. 노화 이외에도 당뇨병합병증, 동맥경화, 암, 알츠하이머병 등 다양한 질병의 원인이 산화 스트레스다.

이러한 병에 걸리면 산화 스트레스의 위험을 상승시키는

악순환을 일으켜 증상이 더욱 진행된다.

활성산소를 늘리는 체내 요인은 당질 과다섭취로 인한 식후 고혈당, 혈당 스파이크, 고인슐린혈증인 '세 가지 나쁜 증상'에 있다. 이때 식단에서 당질 섭취량을 최대한 줄이면 세 가지 나쁜 증상을 피할 수 있다.

활성산소를 늘리는 체외 요인은 자외선(UV), 대기오염, 화학물질, 농약 등으로 이러한 요인도 가능한 한 멀리한다.

체내의 항산화효소를 늘려라

산화 스트레스를 줄이는 항산화효소를 만드는 능력은 40세 전후부터 저하된다. 그래서 음식으로 항산화성분을 섭취하는 것이 중요하다.

당질제한 식재료(채소, 해조류, 버섯, 콩, 견과류 등)에는 항산화성분이 풍부하게 함유돼 있다. 그중에서 특히 좋은 성분은 비타민, 미네랄, 피토케미컬이다. 비타민부터 차례대로 자세히 알아보자.

비타민은 3대 영양소(단백질, 지방, 당질)와 달리 에너지원과 신체를 구성하는 성분은 없지만 인체의 성장과 건강을 유지

■ 비타민 종류 ■

	비타민명	1일 필수량	다량 함유된 식품	결핍 시
수용성 비타민	비타민B1	성인남성 1.1mg, 성인여성 0.9mg	돼지고기, 장어	마비, 나른함, 피로감, 두근거림, 호흡곤란, 어지럼증, 부종, 각기
	비타민B2	성인남성 1.2mg, 성인여성 1.0mg	간, 장어, 치즈, 달걀, 낫토, 우유	눈, 코, 입, 피부 등에 발진, 구내염, 구각염, 설염
	비타민B6	성인남성 1.2mg, 성인여성 1.0mg	전갱이, 연어, 청새치, 간, 우유	지방간, 경련, 알레르기 증상
	니아신 (니코틴산)	성인남성 12mgNE, 성인여성 9mgNE	방어, 가다랑어, 정어리, 간	신경증, 펠라그라 (피부염, 설사와 치매가 주요 증상)
	판토텐산	성인남녀 모두 5mg	달걀, 치즈, 연어알	손발저림, 통증, 피로감
	엽산	성인남녀 모두 200ug	간, 시금치, 모로헤이야, 풋콩, 딸기	빈혈, 구내염
	비타민B12	성인남녀 모두 2.0ug	소고기, 굴, 정어리, 김, 연어알, 대구살	빈혈, 구내염, 신경·정신장애
	비오틴	성인남녀 모두 기준량 50ug	달걀, 간, 우유, 콩	빈혈, 불면증, 습진, 탈모
	비타민C	성인남녀 모두 85mg	피망, 파프리카, 브로콜리, 콜리플라워, 파슬리, 여주	괴혈병(피부나 잇몸 출혈, 빈혈, 쇠약 등의 증상), 감기, 피로감
지용성 비타민	비타민A	성인남성 600ugRAE, 성인여성 500ugRAE	달걀, 치즈, 버터, 간, 장어	야맹증, 각막건조, 피부건조, 여드름, 성장저하
	비타민B	성인남녀 모두 기준량 5.5ug	연어, 가다랑어, 정어리, 참치, 멸치 치어, 표고버섯, 잎새버섯	구루병(골격이상, 근긴장 저하, 복부팽만 등의 증상), 골연화증, 동맥경화
	비타민E	성인남성 기준량 6.5mg, 성인여성 기준량 6.0mg	콩, 견과류, 들기름	기미·주근깨, 냉증, 불임, 유산, 생리통
	비타민K	성인남녀 모두 기준량 150ug	낫토, 일본 깻잎, 모로헤이야, 브로콜리, 미역, 시금치, 녹차	신생아출혈증, 두부내출혈

하는 기능과 관련돼 있다. 비타민은 다른 영양소의 대사를 원활하게 하는 '윤활유' 역할을 한다. 필요한 양은 매우 적지만 체내에서 만들지 못하기 때문에 반드시 음식으로 섭취해야 한다.

다양한 비타민 중에서도 비타민A, 비타민C, 비타민E에서 항산화작용을 기대할 수 있다. 이 세 가지 비타민은 통틀어 비타민 에이스라고 부른다.

녹황색채소에 함유된 베타카로틴(β-carotene)이 체내에 들어오면 비타민A로 바뀐다. 비타민A는 달걀, 치즈, 버터, 간, 장어 등에 함유돼 있다.

비타민C도 녹황색채소에 다량으로 함유돼 있으며 특히 피망, 파프리카, 브로콜리, 콜리플라워, 파슬리, 여주 등에 풍부하게 들어있다. 아세롤라, 키위 등의 과일에도 함유돼 있지만 당질(과당)은 과도하게 섭취하지 않도록 주의해야 한다.

비타민E는 콩, 견과류, 들기름 등에 풍부하다. 목화씨유, 해바라기씨유, 홍화유(새플라워 오일)에도 함유돼 있지만 식물유에는 과다섭취가 우려되는 리놀레산이 많아 주의가 필요하다.

미네랄(무기질)은 비타민과 마찬가지로 인체의 성장과 건강을 유지하는 기능과 연관된 영양소다. 다만 비타민과 달리 미네랄은 신체를 구성하는 재료다.

■16종류 필수 미네랄■

7종류 주요 미네랄	9종류 소량의 미네랄
칼슘 인 칼륨 황 염소 나트륨 마그네슘	철 아연 구리 요오드 망간 셀레늄 몰리브덴 코발트 크롬

미네랄은 항산화효소의 재료이기도 하지만 부족하면 항산화효소의 활성이 떨어진다. 항산화효소의 주역인 SOD에는 아연, 구리, 망간과 같은 미네랄이 포함돼 있다. 그중에서 우리에게 부족한 효소가 아연이다. 아연이 다량으로 함유된 저당질 식품은 소고기, 간, 굴, 정어리, 파르메산 치즈, 건두부, 통조림 게맛살, 참깨 등이 있다.

피토케미컬은 레드와인의 폴리페놀(Polyphenol)로 단번에 유명해졌다. 폴리페놀은 항산화작용이 뛰어나며 레드와인에는 안토시아닌(Anthocyanin), 녹차에는 카테킨(Catechin), 커피에는 클로로겐산(Chlorogenic acid)이 함유돼 있다.

레드와인은 양조주 중에서도 당질함량이 낮은 술로 한두 잔 정도 즐기는 것은 문제되지 않는다. 녹차와 아메리카노도 당질함량이 낮은 음료다.

폴리페놀 외에도 토마토의 리코펜(Lycopene), 브로콜리의 설포라판(Sulforaphane), 시금치의 루테인(Lutein), 부추와 양파의 S-메틸시스테인술폭시드(S-Methylcysteine sulfoxide) 피토케미컬에도 항산화작용이 있다.

이러한 채소는 당질함량이 낮아 자주 섭취하는 것이 좋다.

■ 인체 구성의 5% 전후는 미네랄 ■

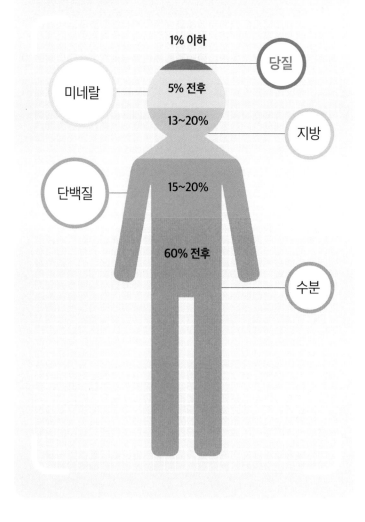

당질
1% 이하

미네랄
5% 전후

지방
13~20%

단백질
15~20%

수분
60% 전후

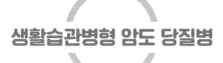

생활습관병형 암도 당질병

일본인 2명 중 1명이 암에 걸리고, 3명 중 1명이 암으로 사망하는 시대다. 암도 당질병이다.

암에는 '생활습관병형'과 '감염증형'이 있다. 그중 당질병은 생활습관병형 암을 유발한다.

생활습관병형 암은 식생활, 비만, 흡연, 음주로 인한 폐암, 대장암, 유방암, 췌장암, 신장암, 식도암, 자궁암, 담낭암 등이 있다.

감염증형 암의 원인은 세포나 바이러스 감염으로 헬리코박터파이로리균(Helicobacter pylori)과 연관된 위암, B형·C형 간염 바이러스에 의한 간암, 인유두종바이러스(Human papilloma

■ 일본의 암 발병률 Top3 ■

	남성	여성
1위	위암	유방암
2위	대장암	대장암
3위	폐암	위암

_일본국립암연구센터 '2018년 암 통계예측'

virus)에 의한 자궁경부암 등이 있다.

그렇다면 당질과 암은 어떤 관계가 있을까?

최근 연구에서 암세포의 에너지원은 혈당(포도당)뿐이며, 정상세포처럼 지방산과 케톤체를 에너지원으로 사용하지 않는다는 사실이 밝혀졌다.

암의 발병 원인은 다양하지만 근본적인 원인은 '산화 스트레스'다. 암세포는 정상세포 유전자에 상처가 생겨 발생한다(유전자의 상처는 한 번에 생기는 것이 아니라 오랜 시간에 걸쳐 조금씩 축적된다).

세 가지 나쁜 증상(식후 고혈당, 혈당 스파이크, 고인슐린혈증)은 모두 강한 산화 스트레스로 인해 유전자에 상처를 만들어

■ 암의 발병 위험 ■

"당뇨병 환자는 건강한 사람에 비해
모든 암의 발병 위험이 20~30% 높다."
_일본국립암연구센터-JPHC연구, 2006년

"혈중 C-펩타이드 수치(인슐린 수치를 반영)가
높은 남성은 그렇지 않은 사람에 비해
대장암에 걸릴 확률이 최대 3배 높다."
_후생노동성 연구소, 2007년

서 암을 유발한다. 국제당뇨병연맹은 신뢰도 높은 복수의 역학조사를 근거로 "식후 고혈당은 발암과 연관돼 있다"는 결론을 내렸다.

AGE는 암 전이와도 연관돼 있다. 암세포에는 AGE를 '인수'하는 시스템이 있다. 거기에 AGE가 달라붙어 암세포 주변의 '사이질' 조직에 신호를 전달한다. 이 과정에서 암 전이를 촉진한다.

더불어 인슐린은 세포의 성장을 촉진하는데, 암세포도 정상 세포처럼 성장을 촉진하기 때문에 고인슐린혈증이 암의 발병 위험을 높인다.

당질을 제한하면 산화 스트레스를 일으키는 세 가지 나쁜 증상을 피할 수 있어 암을 예방하는 데도 효과적이다.

'이누이트족의 비극'이 알려준 교훈

인류의 선조는 오랫동안 당질을 제한해왔다. 그러나 쌀과 밀가루 등의 곡물에서 당질을 섭취하게 되었고, 최근에는 다양한 당질병을 호소하고 있다. 그런데 최근까지 당질제한에 가까운 전통 식생활을 이어온 민족이 있다. 바로 이누이트족 (Innuit)이다. 대부분 알래스카, 캐나다, 그린란드 등에 거주한다. 20세기 초까지 약 4000년간, 곡물과 채소가 없어 당질을 거의 섭취하지 않는 식생활을 해왔다. 슈퍼 당질제한식의 장기 실천 사례다.

이누이트족의 주식은 수렵을 통한 생고기와 생선이다. 바다에서는 생선 외에도 바다표범, 고래, 해마 같은 해양대형포유

류를, 육지에서는 순록, 토끼, 들새 등을 사냥해서 먹었다. 그들은 익히지 않은 고기와 내장에서 단백질과 지방 이외에도 소량이지만 필수 영양소인 비타민, 미네랄 등을 섭취했다.

전문가가 1855년 성인 이누이트족의 식단을 계산한 결과, 3대 영양소의 섭취비율은 '단백질 47.1%, 지방 45.5%, 당질 7.4%'(칼로리 대비)였다. 다카오병원의 당질제한식이 '단백질 32%, 지방 56%, 당질 12%'(칼로리 대비)로, 당시 이누이트족의 식단은 다카오병원의 당질제한식보다 훨씬 적은 당질과 풍부한 단백질 섭취량이 눈에 띈다. 당시 이누이트족 중에 암 환자는 존재하지 않았을 것으로 추정한다.

그런데 이누이트족의 전통 식생활에 커다란 변화가 일어났다. 서양과의 모피교역이 시작되면서 밀가루를 접하게 되었고 '무발효 빵'이 확산됐다. 이누이트족이 오랜 기간 먹지 않았던 당질을 먹기 시작하게 된 것이다.

그 결과, 1976년 이누이트족의 3대 영양소 섭취비율은 '단백질 23%, 지방 39%, 당질 38%'(칼로리 대비)로 약 120년 만에 당질 섭취비율이 5배나 급상승했다. 서양인과의 교류가 늘어나면서 당질 섭취량이 증가했고, 이누이트족에 없던 암 환자가 등장했다.

처음에는 감염증형의 암이 발견됐다. 헤르페스바이러스과

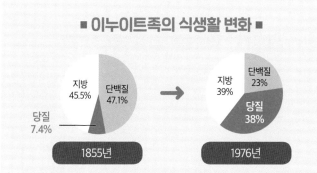

■ **이누이트족의 식생활 변화** ■

지방 45.5%
단백질 47.1%
당질 7.4%
1855년

지방 39%
단백질 23%
당질 38%
1976년

약 120년 만에 당질 섭취비율이 5배로 급상승하며 암 환자도 증가했다!

다카오병원의 당질제한식

'단백질 32%, 지방 56%, 당질 12%'로 암의 위험이 낮다

의 일종인 EB바이러스(Epstein-Barr virus)가 이누이트 사회에 들어가면서다. 이누이트족에게는 EB바이러스에 대한 면역력이 없었기 때문에 EB바이러스로 인해 코, 목, 침샘에 암 발병이 급속도로 증가했다.

이어서 생활습관병형 암이 발견됐다. 교류가 활발해지고 40~50년이 지난 1950년대부터는 폐암, 대장암, 유방암 등이 늘어났다. 암 발병률 증가에는 담배와 술의 영향도 컸을 것이다. 그러나 식생활에서의 당질 섭취비율상승이 생활습관병형 암 증가에 큰 원인이 됐다.

세 가지 무서운 당뇨병합병증

당뇨병에서 가장 무서운 것이 합병증이다. 합병증을 초래하는 원인 중 하나가 AGE로, 당뇨병합병증도 당질병이다.

당뇨병에는 세 가지 무서운 합병증이 있다. 바로 당뇨병신경병증, 당뇨망막병증, 당뇨신장병증이다. 이것을 3대 합병증이라 부른다. 3대 합병증은 신경, 눈, 신장의 순서로 발생한다.

처음에 나타나는 합병증은 당뇨병신경병증(이하 신경병증)이다. 당뇨병 진단에서 빠르면 2~3년 후, 보통은 5~10년 안에 합병증이 나타난다.

신경병증은 고혈당으로 생성된 AGE가 신경과 산소와 영양을 전달하는 가느다란 혈관에 손상을 입혀 발생한다. 신경병

■ 당뇨병을 방치한 비참한 결과 ■

- '당뇨병신경병증'에 의한 하지절단환자는 3,000명 이상

- '당뇨망막병증'으로 매년 3,000명 이상이 실명

- '당뇨신장병증'으로 1만 6,000명 이상이
새롭게 인공투석을 받는다

증은 신경 말단의 혈관이 가는 손발에서 시작된다. 신경이 마비되면 상처가 생겨도 곧바로 알아차리지 못한다. 이럴 때는 상처에 세균이 감염돼도 통증을 느끼지 못해 방치하게 된다. 더욱이 고혈당 상태에서는 혈류와 면역력이 떨어진다. 세균 감염으로 궤양과 괴저가 일어나 다리를 절단해야 하는 당뇨병족부병변이 생기기도 한다.

그다음으로 생기는 합병증은 눈에 나타나는 당뇨망막병증이다. 당뇨병 진단 5년 후에 나타난다. 당뇨망막병증(이하 망막병증)은 AGE가 눈의 필름에 해당하는 망막 혈관에 손상을 입혀 발병한다. 초기에 출혈, 백내장, 당뇨병성황반부종 등의 증상이 나타나고, 젤리상태의 유리체에 출혈이 생기거나 망막박리가 생겨 실명에 이른다. 망막병증은 성인이 후천적으로 실명하게 되는 원인으로 녹내장에 이어 2위를 차지한다. 당질제

한식으로 고혈당을 피하는 동시에 정기적인 안저검사로 망막의 상태를 확인하도록 한다.

마지막으로 생기는 합병증은 신장에 나타나는 당뇨신장병증이다. 당뇨병 진단 5~10년 후에 나타난다. 신장에는 혈액을 여과하는 모세혈관 덩어리 사구체가 있다. AGE가 사구체에 상처를 입혀 생기는 합병증이 당뇨신장병증(이하 신장병증)이다. 신장병증이 진행돼 사구체의 여과기능이 손실되면 인공투석 치료가 필요해진다. 당뇨병 환자의 고령화 영향도 있지만 인공투석을 시작한 환자가 5년 후에 생존할 확률(5년 생존율)은 불과 60%다.

인공투석 환자의 40%는 5년 이상 생존하지 못한다. 이 데이터는 암 환자(모든 암 포함)의 5년 생존율과 비슷하다. 당뇨병으로 인공투석 선고를 받는 것은 암 선고를 받는 것과 같다.

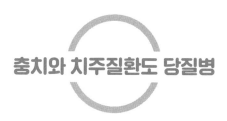

충치와 치주질환도 당질병

충치와 치주질환은 치아를 잃게 되는 2대 요인이다. 이것도 당질의 과다섭취가 원인이다.

충치와 치주질환의 직접적인 원인은 치석이다. 치석은 음식물찌꺼기가 아니라 살아있는 세균 덩어리(중량비로 따지면 약 80%가 세균)다. 1㎎의 치석에는 10억 개의 세균이 숨어있다.

치석 안의 세균은 당질을 영양분으로 증식한다. 치석을 방치하면 세균이 당질을 분해해 산과 독소를 생성해 충치와 치주질환을 일으킨다.

일본인의 경우 충치는 줄어드는 추세지만 치주질환은 증가하고 있다. 40대 이상 성인의 80%가 치주질환을 앓고 있다고

■ 치주질환 자각증상 ■

- ☑ 아침에 일어났을 때 입안이 끈적거린다
- ☑ 양치할 때 피가 난다
- ☑ 입 냄새가 신경 쓰인다
- ☑ 잇몸이 빨갛게 붓는다
- ☑ (잇몸이 위축돼) 치아 뿌리가 드러난다

한다. 치주질환은 만성염증이 일어난 상태로 우리 몸 전체에 악영향을 미친다.

치주질환의 원인균이 전신에 번져 동맥에서 염증을 유발하는 것도 동맥경화를 일으키는 원인이 된다. 뇌혈관에서 동맥경화가 일어나 혈관이 막히는 뇌경색의 경우, 치주질환이 있는 사람은 치주질환이 없는 사람에 비해 발병할 가능성이 2.8배 높다.

70세인 나는 전부 자연치아로 충치도 없고 치주질환도 없다. 치과의사로부터 "백점 만점이세요!"라며 칭찬을 들을 정도다.

충치와 치주질환 예방법은 칫솔과 치간칫솔을 사용해 치아와 잇몸을 청결하게 관리하는 것이다. 치간칫솔과 초음파 칫솔을 사용해 매일 아침 약 3분간 양치를 하며, 점심과 저녁

식사 후에는 30초 정도 한다. 1년에 1번은 치과에서 치석을 제거한다.

70세가 될 때까지 충치와 치주질환이 없는 이유는 치석관리와 함께 당질을 제한했기 때문이다.

당질을 과다하게 섭취하면 당질을 먹이로 세균이 증식해 치석이 쌓인다. 당질제한으로 먹잇감이 되는 당질을 줄이면 치석을 예방할 수 있다.

농경사회가 되면서 충치가 증가

당질 섭취량이 낮았던 시대에는 충치도 치주질환도 적었다.

일본의 구석기시대인은(9만 년 전~1만 6000년 전) 나우만코끼리, 매머드, 에조사슴 등을 사냥해서 먹는 수렵 중심의 식생활을 했으며, 고기에는 당질이 거의 없어 충치율이 제로에 가까웠다(치아와 달리 잇몸 상태까지는 알 수 없지만 치주질환도 적었을 것으로 추정한다).

조몬인(일본열도의 원주민_옮긴이)은 수렵·채집·어로의 생활을 하며 숲에서 주운 도토리와 밤을 자주 먹었다. 도토리와 밤에는 당질이 함유돼 있다. 당질을 섭취하는 식생활에서는 충치가 생기는 게 당연하다.

니가타현립간호대의 조교수 후지타 히사시가 조몬시대(기원전 1만 년 전후 ~ 기원전 4세기경) 유적지 13곳에서 출토한 195구의 치아 3,295개를 조사한 결과, 충치가 차지하는 비율은 8.2%였다.

조몬시대에서도 홋카이도에 살았던 원주민의 충치율은 2.4% 정도로 이누이트족이나 아메리카원주민과 비슷했다. 충치율이 낮았던 이유는 침엽수림대에 위치한 홋카이도는 도토리나 밤과 같은 열매가 많지 않은 데다 주로 수렵과 어로로 생활했기 때문이다.

농경사회가 되어 당질 섭취량이 늘면서 충치가 급격하게 증가했다. 일본열도에서 발견된 고인골(古人骨)의 충치율은 벼농사가 시작된 야요이시대 도이가하마유적(야마구치현)에서 19.7%, 미쓰나가타유적(사가현)에서 16.2%로 보고됐다. 이것도 당질의 악영향이다.

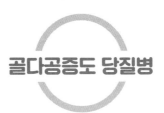

골다공증도 당질병

고령화와 더불어 골량이 감소해 골절되기 쉬운 골다공증 환자가 늘어나고 있다. 일본의 골다공증 추정 환자 수는 1,300만 명에 달한다. 그중 약 1,000만 명이 여성이다. 이처럼 여성 환자 수가 많은 이유는 남성보다 뼈가 가늘고 약한 데다 폐경 이후 나이가 들면서 뼈를 튼튼하게 유지하는 여성호르몬의 분비가 감소하기 때문이다.

골다공증은 특히 척추뼈, 대퇴골에 생기기 쉽고, 고령자가 넘어져 골절되면 오랫동안 누워서 생활할 수밖에 없다. 그 결과 치매로 이어지는 경우가 적지 않다.

골다공증을 피할 수 없는 노화현상이라며 포기하는 사람도 있다. 잘못된 생각이다. 골다공증은 병적 노화 중 하나로 예방할 수 있는 질병이다. 골다공증 또한 당질을 과도하게 섭취하는 식생활이 초래하는 '당질병'이다.

골다공증이라고 했을 때 가장 먼저 떠올리는 것이 '칼슘 부족'일지도 모른다. 뼈의 주요 성분은 칼슘을 비롯한 미네랄이다. 칼슘 흡수를 촉진하는 비타민D도 빠뜨릴 수 없다. 칼슘 부족과 더불어 당질 과다섭취로 AGE가 생성되면 골다공증의 발병위험이 더욱 높아진다.

골량의 약 20%, 부피의 약 절반을 콜라겐(섬유형태의 단백질)이 차지한다. 뼈는 단백질 콜라겐이 만든 기본 구조에 칼슘 등의 미네랄이 단단하게 결정화된 것이다. 건물 기둥에 비유하면 콜라겐은 철근이고 칼슘 등의 미네랄은 콘크리트다. 이때 아무리 콘크리트가 튼튼해도 철근이 약하면 기둥은 무너질 수밖에 없다.

당질 과다섭취로 고혈당 상태가 계속되면 콜라겐에 당질이 달라붙어 AGE를 생성한다. AGE는 콜라겐의 구조를 변형시켜 칼슘의 결합을 약하게 만든다.

건강한 뼈의 콜라겐에는 탄성이 있다. 여기에 AGE가 생성돼 구조를 바꾸면(이를 교차결합이라고 한다) 탄성이 약해져 딱딱해지고 저항력이 떨어져, 넘어지기라도 하면 그 충격에 의

■ 골다공증의 원인 중 하나는 당질의 과다섭취 ■

"교차결합의 실체는
산화 스트레스와 당화 스트레스의 증가로
늘어난 '최종당화산물(AGE)'이다."

_일본골다공증학회, 《골다공증의 예방과 치료 가이드라인》, 2015년

해 뼈가 뚝 부러진다.

뼈의 콜라겐은 수명이 10년으로 길기 때문에 AGE가 생긴 콜라겐은 오랜 시간에 걸쳐 뼈를 약하게 만든다. 이렇게 되면 뼈를 합성하는 골아세포(Osteoblast)의 움직임이 억제돼 뼈가 더욱 약해진다.

골다공증을 예방하기 위해서는 당질제한으로 AGE 생성을 억제해야 한다. 또한 콜라겐의 원료가 되는 단백질을 고기, 어패류, 달걀, 콩·대두식품 등으로 매일 섭취해야 한다. 이 단백질원의 당질함량은 매우 낮다.

단백질과 함께 섭취해야 하는 음식은 칼슘과 비타민D다.

칼슘은 우유, 치즈, 요구르트, 말린 새우, 뱅어포, 열빙어, 두부, 낫토, 대두(삶은 콩), 소송채, 쑥갓, 쐐기풀, 모로헤이야(멜

로키아), 청경채 등의 식재료에 함유돼 있다. 이중 우유 이외는 당질함량이 적기 때문에 자주 섭취하길 바란다.

칼슘의 성인 흡수율은 30% 정도다. 섭취하더라도 70%는 체내에 흡수되지 않는다. 그래서 칼슘과 함께 섭취해야 하는 영양소가 비타민D다. 비타민D는 소장에서 칼슘 흡수를 돕는다.

비타민D의 함유량이 높은 식재료는 연어, 정어리, 꽁치 같은 등푸른생선, 말린 표고버섯, 잎새버섯의 버섯류다. 모두 당질함량이 낮은 식품이다. 그 외에 비타민D는 햇볕을 쬐면 피부에서 콜레스테롤을 원료로 합성한다.

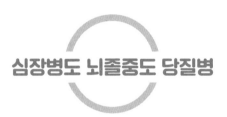

심장병도 뇌졸중도 당질병

일본인의 사망원인 1위는 암이고 이어서 2위는 심근경색 등 심장병, 4위는 뇌경색 등의 뇌졸중이다. 심장병과 뇌졸중의 원인은 동맥경화다.

동맥의 내강이 좁아지고 굳어지는 핏덩어리, 즉 혈전이 생겨 혈관이 막히게 되는 것이 동맥경화다. 동맥경화의 원인은 오랫동안 콜레스테롤 등의 동물성지방 때문이라고 여겼지만, 지금은 그 상식이 완전히 뒤집어졌다. 당질 과다섭취가 동맥경화의 위험을 높이며, 당질을 제한하면 동맥경화의 위험이 낮아진다는 것이다.

심장을 지키기 위해 표면을 둘러싸고 있는 관상동맥 같은 두꺼운 동맥에서 일어나는 동맥경화증은 혈관에 부드러운 고무모양의 플라크가 생긴다. 치아 플라크(치석)의 정체는 세균이지만 혈관 플라크의 정체는 산화된 LDL콜레스테롤과 이것을 먹은 백혈구의 시체 등이다. 혈관에 생긴 플라크는 찢어지기 쉽고 찢어지게 되면 혈전이 생기는데 이때 동맥이 막혀 심근경색이나 뇌경색을 일으킨다.

당질함량이 높은 식사로 식후 고혈당을 일으키면 동맥 안쪽을 덮고 있는 세포가 당화돼 AGE가 쌓인다. 이때 쌓인 AGE가 동맥경화를 가속하는 악순환을 초래한다. AGE는 산화 스트레스를 늘리고 LDL콜레스테롤의 산화를 진행시켜 플라크를 크게 만든다. 또한 AGE가 혈관 벽 세포에 쌓여 염증을 일으킨다. 플라크에 염증이 더해지면 동맥경화가 순식간에 진행된다.

고혈당으로 인슐린 추가 분비가 반복되면 인슐린 기능이 떨어지는 인슐린 저항성이 일어난다. 인슐린 저항성은 고혈당과 관계없이 단독으로 동맥경화의 위험성을 높이는 것으로 알려져 있다.

당질제한으로 AGE가 생성되지 않게 만들면 산화 스트레스의 증가와 염증 발생을 억제할 수 있다. 인슐린 저항성도 일어나지 않아 동맥경화를 피할 수 있다.

당질제한을 지속하면 공복 시 혈중 중성지방 수치가 낮아진다. 수면 중 중성지방을 지방산과 케톤체로 바꿔 체내 에너지원으로 활용하는 체질이 된다.

혈중 중성지방 수치가 낮아지면 콜레스테롤 수치에도 영향을 준다. 특히 LDL콜레스테롤 중에서도 입자는 작고 밀도가 높아 혈관 벽에 쉽게 침투하여 산화시키는 SD-LDL콜레스테롤이 사라져 양질의 LDL콜레스테롤이 된다. 이것은 동맥경화의 씨앗을 제거하는 역할이 된다.

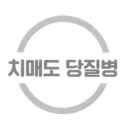

치매도 당질병

경제협력개발기구(OECD)가 공표한 2017년 의료 관련 보고서에 따르면 일본의 치매환자 비율(유병률)은 OECD 회원 35개국 중에서 가장 높다. 일본의 인구비율로 보면 치매 유병률은 2.33%로 OECD 평균(1.48%)을 크게 웃도는 수치다.

고령자에 한하면 치매 유병률은 더욱 높아진다. 일본은 65세 이상 고령자 7명 중 1명(약 462만 명)이 치매환자다. 이 비율이 2025년에는 5명 중 1명(약 700만 명)으로 늘어날 전망이다.

일본인 치매환자 중 50~60%는 알츠하이머형 치매다. 베타 아밀로이드, 타우(Tau) 단백질이 뇌에 쌓여 신경세포기능을 손상시키면 알츠하이머병이 발생한다. 그 외에 루이소체 치매

가 전체의 약 20%, 뇌혈관이 막혀 발생하는 뇌혈관성 치매가
약 15%를 차지한다.

치매는 나이가 들수록 유병률이 높아진다. 일본의 치매 유
병률이 높은 이유는 세계에서 가장 빠른 속도로 고령화가 진
행되고 있기 때문이다. 그러나 나이만 치매의 위험성을 높이
는 것은 아니다. 치매도 당질병의 일종으로 당질 과다섭취가
치매의 위험을 높인다.

앞에서 이야기했듯이 당질 과다섭취로 고인슐린혈증이 생
기면 뇌 안에서 인슐린을 분해하는 효소가 바빠져 알츠하이
머병의 원인으로 알려진 베타아밀로이드의 분해를 소홀히 하
게 된다.

뇌혈관이 막히는 뇌혈관성 치매도 당질 과다섭취가 일으키
는 동맥경화가 깊게 연관돼 있다. 이를 뒷받침하는 데이터가
있다. 규슈대학을 중심으로 후쿠오카현 히사야마정에서 실시
하고 있는 히사야마정 연구다. 히사야마정에서는 1985년부터
2012년까지 65세 이상 주민 전체를 대상으로 총 5번의 치매
관련 조사를 실시했다.

총 5번의 조사에서 고령자의 치매 유병률은 6.7%에서
17.9%로 급증했다. 치매환자의 60%를 차지하는 알츠하이머
형 치매에 한하면 약 9배 이상 증가한 것이다. 이러한 배경에

는 당질 과다섭취로 인한 당뇨병 증가가 있다.

히사야마정 연구에서는 1988년부터 2002년까지 14년 동안 운동치료와 식사치료(당질을 제한하지 않고 칼로리만 제한하는 기존의 당뇨병 식단)를 진행한 결과, 당뇨병 환자를 증가시키는 엄청난 실패를 범했다. 당뇨병 환자의 비율은 남성이 15%에서 23.6%로, 여성은 9.9%에서 13.4%로 남녀 모두 큰 폭으로 증가했다.

당뇨병 환자의 알츠하이머병 발병 위험은 그렇지 않은 사람의 약 2배로, 기존 당뇨병 식단이 당뇨병 환자를 급증시켰다는 결과와 히사야마정 알츠하이머병 급증 사이에는 큰 상관관계가 있다는 것을 알 수 있다.

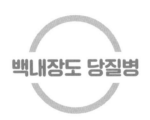

백내장도 당질병

나이가 들면서 증가하는 질병 중 하나가 백내장이다.

백내장이란 눈 속의 렌즈 역할을 하는 수정체가 혼탁해지는 질환이다. 중년층 이상에서 환자가 증가하며 백내장에 걸릴 확률은 50대 50%, 80대 80%에 달한다. 백내장을 방치하면 실명을 초래할 수 있다.

백내장을 일으키는 원인은 나이뿐만이 아니다. 고혈당으로 생성된 AGE의 축적이 연관돼 있다.

수정체는 직경 10㎜, 두께 4㎜ 정도의 오목렌즈다. 여기에 크리스탈린(Crystallin)이라는 투명한 단백질이 배열돼 있다. 크리스탈린에 고혈당으로 생성된 여분의 당질이 달라붙어

AGE가 생긴다. AGE가 생긴 크리스탈린은 구조가 바뀌고 투명도가 떨어지면서 혼탁해진다.

수정체에 빛이 산란하면서 시야가 희미해지고 사물이 두 개로 보이게 된다. 또한 갈색인 AGE가 수정체의 투명도를 떨어트려 사물을 잘 보이지 않게 방해한다.

우리 몸을 구성하는 수많은 단백질은 정기적으로 교체되지만 크리스탈린 단백질은 바뀌지 않는다. 수정체 세포는 크리스탈린을 만든 이후 크리스탈린 합성기능을 잃기 때문에 교체되지 않는다.

백내장 질환이 나이와 함께 증가하는 이유는 하나뿐인 크리스탈린에 AGE가 쌓이기 때문이다. 단순한 안구 노화가 아니다. 안타깝게도 크리스탈린에 쌓인 AGE는 제거할 수 없다. 그러나 당질을 제한하면 더 이상의 AGE 축적을 피할 수 있기 때문에 빨리 시작할수록 미래의 백내장 위험성을 낮출 수 있다.

과도한 자외선에 의한 산화도 크리스탈린에 AGE를 생성한다. 적절한 일광욕은 비타민D를 생성하지만 자외선이 강한 계절에는 자외선 차단율이 높은 선글라스로 안구를 보호해야 한다.

당질제한이 좋은 '과학적 근거' ①

"당질 섭취비율이 낮을수록 심장병 위험이 낮아진다."

_2006년 〈뉴잉글랜드의학저널〉에 실린 미국 하버드대학 연구진의 '코호트 연구'

1980년 미국의 여성간호사 약 8만 명을 대상으로 식사에 대한 설문조사를 실시했다(대상자는 간호사로 질문에 정확하게 답변했을 것으로 예상한다).
설문조사 결과를 토대로 탄수화물 섭취량이 낮은 그룹에서 높은 그룹까지 총 10개 그룹으로 나눴다(원문 논문에서는 '탄수화물' 단어를 사용했지만 '당질' 과 동일하게 생각하길 바란다).

- **탄수화물 섭취량이 가장 낮은 그룹은 섭취 에너지의 '36.8 ± 6.1%'**
- **탄수화물 섭취량이 가장 높은 그룹은 섭취 에너지의 '58.8 ± 7.0%'**

20년이 지난 2000년, 10개 그룹을 분석한 결과 탄수화물 섭취량이 가장 낮으면서 상대적으로 단백질과 지방을 많이 섭취한 그룹의 관상동맥질환(심장병) 발생률은 크게 변하지 않았다.
당질을 줄인 만큼 지방 섭취량을 늘리면 관상동맥질환가 증가할 것이라고 예상했지만 8만 명을 20년에 걸쳐 추적 조사한 결과, 오랜 상식이 완전히 뒤집어진 것이다.

당질제한이 좋은 '과학적 근거' ②

"당질제한이 다이어트에 가장 효과적이다."

_2008년 7월 〈뉴잉글랜드의학저널〉에 실린 '다이렉트(DIRECT)' 연구

'다이렉트' 연구는 이스라엘의 성인 비만 환자 322명을 다음의 3개 그룹으로 나눠 2년간 비교한 연구다.

- 저지방식(칼로리제한 ○) 여성 1,500kcal, 남성 1,800kcal
- 지중해식(칼로리제한 ○) 여성 1,500kcal, 남성 1,800kcal
- 당질제한식(칼로리제한 ×)
- 지중해식 : 올리브유, 견과류, 어패류, 과일을 중심으로 한 그리스 남부와 이탈리아 남부 등 지중해연안의 전통 식사
- 당질제한식 : 미국에서 인기 있는 앳킨스(Atkins) 다이어트. 처음 2개월은 하루 섭취 당질량을 20g까지 제한하고, 이후에는 하루 섭취 당질량을 120g까지 조금씩 늘리는 식단

3개 그룹을 2년간 조사한 결과 당질제한식 그룹의 체중이 가장 많이 줄었다. 또한 3개 그룹 중에서 당질제한식을 한 그룹만이 혈중 중성지방 수치가 감소했고 착한 호르몬인 HDL콜레스테롤이 증가했다.

특히 당질제한식 그룹은 칼로리제한을 하지 않았음에도 불구하고 다른 2개 그룹과 비슷하게 섭취 에너지가 감소했다. 당질을 줄인 만큼 지방과 단백질 섭취량을 늘리면 포만감과 만족감이 높아져 쓸데없는 칼로리 섭취를 피할 수 있다는 증거다.

칼로리 말고 당질제한

당질제한과 1일 2식으로 반나절 단식을 하는 '식사 트레이닝'은 어땠는가? 식사 트레이닝의 안정성과 효과는 내가 직접 현재진행형으로 검증하고 있으며, 신뢰할 수 있는 다양한 과학적 근거들이 뒷받침하고 있다.

여전히 당질제한을 비판하는 사람도 존재한다. 나는 당질제한식의 논쟁이 미국당뇨병학회의 의견에 달려있다고 생각한다.

전 세계 당뇨병 연구에 막대한 영향을 미치는 미국당뇨병학회는 2007년까지 당뇨병 치료식으로 당질제한식을 권장하지 않았다. 그러나 이듬해인 2008년 〈당뇨병 치료 가이드라인〉에서 "체중 감량을 원하는 당뇨병 환자에게는 최대 1년간 저칼로리 식단 또는 저탄수화물 식단을 추천한다"라며 당질 제한식의 유효성을 인정했다.

2011년에는 비만을 비롯한 당뇨병 환자를 대상으로 최대 2년의 당질제한식의 유효성을 인정했다. 그리고 2013년 〈성인 당뇨병 환자 치료 가이드라인〉에서 모든 당뇨병 환자에게 맞는 식단은 없다고 전제하며 환자마다 필요한 식단이 다르다고 말했다.

이때 지중해식, 채식, 저지방식, DASH식(Dietary Approaches to Stop Hypertension, 고혈압을 방지하기 위한 식단으로 칼슘과 마그네슘 등의 미네랄을 늘리고 염분을 줄인 식단)과 함께 당질제한식을 추천했다.

이것은 미국당뇨병학회가 당질제한식의 장기적 유효성과 안정성을 공식으로 인정했다는 의미다. 이로 인해 세계적으로 당질제한식이 인정을 받기 시작했다.

한편 일본당뇨병학회는 40년 이상 칼로리제한식을 유일무이한 당뇨병 식단으로 추천하고 있다. 환자에게 불이익을 초래할 수 있으므로 매우 안타깝게 생각하는 바이다.

다행히 변화의 조짐이 보이기 시작했다. 일본당뇨병학회 이사장인 가도와키 다카시는 도쿄대대학원에서 당뇨병 연구와 치료에 전념 중이다. 의학 잡지 〈의학과 식사〉의 편집장인 와

타나베 쇼와 나를 포함한 3명이 2017년에 이야기를 나누었을 때, 도쿄대학병원에서는 2015년부터 당질 섭취비율 40%의 당뇨병식을 제공하고 있으며 가도와키 씨 본인도 당질 섭취율 40%의 '느슨한 당질제한'을 실천 중이라고 했다.

일본당뇨병학회도 기존의 칼로리제한 지침에서 방향을 바꿔 앞서 발표한 미국당뇨병학회처럼 당질제한식을 인정하는 날이 오기를 바란다.

그뿐만 아니라 당질제한식이 수많은 당뇨병 환자를 살리는 동시에 내장지방을 줄여 다양한 '당질병'을 예방하는 식단으로 널리 알려지기를 바란다.

이 책의 독자 여러분께 작은 선물도 준비했다. 음식별, 식품별로 함유하고 있는 당질함량을 한눈에 알 수 있는 표를 부록에 실었다. 이 표를 참고로 평소 식사에서 당질을 억제하고 내장지방을 빼, 모든 질병을 예방하는 건강한 생활을 보내길 바란다!

다카오병원 이사장
에베 코지

뱃살이
쏙 빠지는
식사법

초판 1쇄 발행 2020년 6월 25일
초판 6쇄 발행 2024년 1월 19일

지은이 에베 코지
옮긴이 김은혜
펴낸이 신경렬

상무 강용구
기획편집부 최장욱 송규인
마케팅 박진경
디자인 박현경
경영지원 김정숙 김윤하
제작 유수경

펴낸곳 ㈜더난콘텐츠그룹
출판등록 2011년 6월 2일 제2011-000158호
주소 04043 서울시 마포구 양화로12길 16, 7층(서교동, 더난빌딩)
전화 (02)325-25250 **팩스** (02)325-9007
이메일 book@thenanbiz.com **홈페이지** www.thenanbiz.com

ISBN 978-89-8405-995-5 03510

이 도서의 국립중앙도서관 출판예정도서목록(CIP)은 서지정보유통지원시스템 홈페이지(http://seoji.nl.go.kr)와
국가자료공동목록시스템(http://www.nl.go.kr/kolisnet)에서 이용하실 수 있습니다(CIP 제어번호: CIP2020022437).

당질함량표 1

식품명	상용량(g)	칼로리(kcal)	당질량(g)	단백질	100g당 당질량	기준
현미	170	600	121.2	11.6	71.3	밥솥 계량컵 1컵
백미	170	609	131.1	10.4	77.1	밥솥 계량컵 1컵
배아미	170	607	126.7	11.1	74.5	밥솥 계량컵 1컵
발아현미	170	605	121	11.1	71.2	밥솥 계량컵 1컵
현미밥	150	248	51.3	4.2	34.2	1공기
백미밥	150	252	55.2	3.8	36.8	1공기
배아미밥	150	251	53.4	4.1	35.6	1공기
발아현미	150	251	49.8	4.5	33.2	1공기
죽(백미1:물5)	220	156	34.3	2.4	15.6	1공기
오곡	30	107	19.5	3.8	65.1	
죽(백미1:물10)	220	79	17.2	1.1	7.8	1공기
미음(백미)	200	42	9.4	0.6	4.7	1공기
현미죽(현미1:물5)	220	154	32.1	2.6	14.6	1공기
찰떡	50	117	25.2	2	50.3	사각형으로 자른 떡 1개
팥밥	120	228	48.4	5.2	40.3	1공기
미펀(중국식 계림 쌀국수)	70	264	55.3	4.9	79	1인분
식빵	60	158	26.6	5.6	44.4	2cm 두께 1장
건빵	12	47	9.1	1.1	75.7	5개
바게트	30	84	16.4	2.8	54.8	1조각
호밀빵	30	79	14.1	2.5	47.1	1cm 두께 1장
건포도빵	60	161	29.3	4.9	48.9	1개
롤빵	30	95	14	3	46.6	1개
크루와상	30	134	12.6	2.4	42.1	1개
잉글리쉬머핀	60	137	23.8	4.9	39.6	1개
난	80	210	36.5	8.2	45.6	1개
베이글	95	261	49.5	9.1	52.1	1개
삶은 우동	250	263	52	6.5	20.8	1봉지
소면	50	178	35.1	4.8	70.2	1묶음
중화면(생면)	130	365	69.7	11.2	53.6	1봉지
중화면(찐)	170	337	62.1	9	36.5	1봉지
삶은 메밀국수	170	224	40.8	8.2	24	1봉지
마카로니(건조)	10	38	7.1	1.2	71.2	샐러드 1인분
스파게티(건조)	80	303	57	9.8	71.2	1인분
파스타(생면)	130	321	59	10.1	45.4	1인분
만두피	6	17	3.3	0.6	54.8	1장
딤섬피	3	9	1.7	0.2	56.7	1장
콘플레이크	25	95	20.3	2	81.1	1인분
메밀가루(껍질제거)	50	181	32.7	6	65.3	1C=120g
밀가루(박력분)	9	33	6.6	0.7	73.3	1큰술
강력분	15	55	10.4	1.8	69	
핫케이크믹스	15	55	10.9	1.2	72.6	
쌀가루	15	56	12.2	0.9	81.3	
쌀빵	55	140	27.7	1.9	50.4	
쌀가루면	70	186	40.3	2.5	57.5	
쌀누룩					57.8	
호밀가루	15	50	8.6	1.9	57.4	
빵가루(건조)	3	11	1.8	0.4	59.4	튀김옷
맵쌀가루	3	11	2.3	0.2	77.9	1작은술
찹쌀가루	9	33	7.2	0.6	79.5	1큰술
찐 찹쌀	12	45	9.6	0.9	79.7	1큰술
콘플레이크	10	38	8.1	0.8	81.2	
돼지감자	50	18	6.4	1	12.8	
곤약	50	3	0.1	0.1	0.1	어묵 1인분
고구마	60	84	18.2	0.5	30.3	1/3~1/4개
토란	50	29	5.4	0.8	10.8	중간크기 1개 약 60g
감자	60	46	9.8	1	16.3	1/2개
감자튀김	50	119	14.7	1.5	29.3	
참마	50	33	6.5	1.1	12.9	1/9개
야콘	50	27	5.7	0.3	11.3	
자연산 참마	50	61	12.4	1.4	24.7	
삶은 타피오카펄	20	12	3	0	15.2	
갈분(칡가루)	20	69	17.1	0	85.6	
녹말(감자전분)	3	10	2.4	0	81.6	1작은술=3g
옥수수녹말	2	7	1.7	0	86.3	1작은술=2g
갈분으로 만든 면 (건조)	15	53	13	0	86.8	전골 1인분
녹두당면	10	36	8.3	0	83.4	무침 1인분
당면	10	35	8.5	0	85.4	무침 1인분
팥(건조)	10	34	4.1	2	40.9	
삶은 팥	20	29	2.5	1.8	12.4	
체에 걸러 으깬 팥소	20	31	4.1	2	20.3	
말린 팥소가루	20	77	7.8	5.2	39.2	
으깬 팥소	20	49	9.7	1.1	48.3	

당질함량표 4

식품명	상용량(g)	칼로리(kcal)	당질량(g)	단백질	100g당 당질량	기준
블랙올리브 소금절임	10	12	0.1	0.1	0.9	5개
네이블오렌지	65	30	7	0.6	10.8	1/2개
청견(귤 품종)	140	57	13.6	1.1	9.7	1개
감	100	60	14.3	0.4	14.3	1/2개
키위	120	64	13.2	1.2	11	1개
금귤	10	7	1.3	0.1	12.9	1개
자몽	160	61	14.4	1.4	9	1/2개
체리(일본산)	60	36	8.4	0.6	14	10개
체리(미국산)	60	44	9.4	0.4	16.6	5개
수박	180	67	16.6	1.1	9.2	1/16개
영귤과즙	5	1	0.3		6.5	1작은술
세미놀(귤 품종)	140	69	16.2	1.5	11.6	1개
배	120	52	12.5	0.4	10.4	중간크기 1/2개
서양배	120	65	15	0.4	12.5	중간크기 1/2개
하귤	190	76	16.7	1.7	8.8	중간크기 1/2개
파인애플	180	92	21.4	1.1	11.9	1/6개
바나나	100	86	21.4	1.1	21.4	1개
파파야	115	44	8.4	0.6	7.3	중간크기 1/2개
비파	30	12	2.7	0.1	9	1개
포도	45	27	6.8	0.2	15.2	1/2송이
블루베리	45	22	4.3	0.2	9.6	
멜론	100	42	9.8	1.1	9.8	1/4개
복숭아	170	68	15.1	1	8.9	1개
유자과즙	5	1	0.3	0	6.6	1작은술
리치	30	19	4.7	0.3	15.5	1개
라임과즙	5	1	0.5	0	9.1	1작은술
사과	100	57	14.1	0.1	14.1	1/2개
레몬	60	32	4.6	0.5	7.6	1/2개
레몬과즙	5	1	0.4	0	8.6	1작은술
팽이버섯	20	4	0.7	0.5	3.7	국 1인분
말린 목이버섯	1	2	0.1	0.1	13.7	1개
생표고버섯	14	3	0.2	0.4	1.5	1개
말린 표고버섯	3	5	0.7	0.6	22.4	1개
땅찌만가닥버섯	20	2	0.2	0.5	0.9	국 1인분
나도팽나무버섯	10	2	0.2	0.2	1.9	국 1인분
새송이버섯	20	4	0.5	0.6	2.6	1개
느타리버섯	10	2	0.4	0.3	3.6	1개
잎새버섯	20	3	0.2	0.4	0.9	국 1인분
양송이버섯	15	2	0	0.4	0.1	1개
양송이버섯통조림	10	1	0	0.3	0.1	1개
송이버섯	30	7	1.1	0.6	3.5	중간크기 1개
구운 김	3	6	0.2	1.2	8.3	1장
조미김	3	11	0.5	1.2	16.6	1묶음
바다포도(우미부도)	30	1	0.1	0.2	0.4	
톳	10	15	0.7	0.9	6.6	조림 1인분
자른 미역	2	3	0.1	0.4	6.2	초절임 1인분
생미역	20	3	0.4	0.4	2	초절임 1인분
잘게 썬 다시마	3	3	0.2	0.2	6.9	조림 1인분
실다시마	2	2	0.4	0.1	22	1인분
우무묵	50	1	0	0.1	0	1인분
각한천	7	11	0	0.2	0	1개
미역귀	50	6	0	0.5	0	1인분
큰실말(모즈쿠)	50	2	0	0.1	0	1인분
우유	210	141	10.1	6.9	4.8	1개
저지방우유	210	97	11.6	8	5.5	1개
생크림(유지방)	100	433	3.1	2	3.1	1/2팩
생크림(식물성지방)	100	392	2.9	6.8	2.9	1/2팩
커피크림(액체)	5	12	0.1	0.2	1.8	1개
커피크림(가루)	6	34	3.2	0.2	53.1	1큰술
플레인 요구르트	100	62	4.9	3.6	4.9	1인분
가공치즈	20	68	0.3	4.5	1.3	각 치즈 두께 1cm
코티지치즈	15	16	0.3	2	1.9	1큰술
까망베르치즈	20	62	0.2	3.8	0.9	1조각
크림치즈	20	69	0.5	1.6	2.3	1조각
우스터소스	6	7	1.6	0.1	26.3	1작은술
우스터소스(중간맛)	6	8	1.8	0	29.8	1작은술
우스터소스(진한맛)	6	8	1.8	0.1	29.9	1작은술
두반장	10	6	0.4	0.2	3.6	1/2큰술
진간장	6	4	0.6	0.5	10.1	1작은술
국간장	6	3	0.5	0.3	7.8	1작은술
조림간장	6	7	1	0.7	15.9	1작은술
고형 콩소메	5	12	2.1	0.4	41.8	1인분 사용량